中医药畅销书选粹·针推精华

常见病的一针疗法

——单穴疗法验案荟萃

王文远　编著

中国中医药出版社·北京

图书在版编目（CIP）数据

常见病的一针疗法/王文远编著．—2 版．—北京：中国中医
药出版社，2013.1（2022.9 重印）

（中医药畅销书选粹．针推精华）

ISBN 978-7-5132-1121-5

Ⅰ.①常…　Ⅱ.①王…　Ⅲ.①常见病-针灸疗法

Ⅳ.①R246

中国版本图书馆 CIP 数据核字（2012）第 200086 号

中 国 中 医 药 出 版 社 出 版

北京经济技术开发区科创十三街 31 号院二区 8 号楼

邮政编码　100176

传真　010-64405721

三河市同力彩印有限公司印刷

各地新华书店经销

*

开本 880×1230　1/32　印张 8.25　字数 211 千字

2013 年 1 月第 2 版　2022 年 9 月第 11 次印刷

书　号　ISBN 978-7-5132-1121-5

*

定价 25.00 元

网址　www.cptcm.com

出版者的话

中国中医药出版社作为直属于国家中医药管理局的唯一国家级中医药专业出版社，自创办以来，始终定位于"弘扬中医药文化的窗口，交流中医药学术的阵地，传播中医药文化的载体，培养中医药人才的摇篮"，不断锐意进取，实现了由小到大、由弱到强、由稚嫩到成熟的跨越式发展，短短的20多年间累计出版图书3600余种，出书范围涉及全国各级各类中医药教材和教学参考书；中医药理论、临床著作，科普读物；中医药古籍点校、注释、语译；中医药译著和少数民族文本；中医药政策法规汇编、年鉴等。基本实现了"只要是中医药书我社最多，只要是中医药教材我社最全，只要是中医药书我社最有权威性"的目标，在中医药界和社会上产生了广泛的影响。2009年我社被国家新闻出版总署评为"全国百佳图书出版单位"。

为了进一步扩大我社中医药图书的传播效应，充分利用优秀中医药图书的价值，满足更多读者，尤其是一线中医药工作者的需求，我们在努力策划、出版更多更好新书的同时，从早期出版的专业学术图书中精心挑选了一批读者喜欢、篇幅适中、至今仍有很高实用价值和指导意义的品种，以"中医药畅销书选粹"系列图书的形式重新统一修订、刊印。整套图书约 100 种，根据内容大致分为七个专辑："入门进阶"主要是中医入门、启蒙进阶类基础读物；"医经索微"是对中医经典的体悟、阐释；"名医传薪"记录、传承名医大家宝贵的临证经验；"针推精华"精选针灸、推拿临床经验；"特技绝活"展现传统中医丰富多样的特色疗法；"方药存真"则是中药、方剂的精编和临床应用；"临证精华"汇集临床各科精妙之法。可以说基本涵盖了中医各主要学科领域，对于广大读者学习中医、认识中医和应用中医大有裨益。

今年是"十二五计划"的开局之年，我们将牢牢抓住机遇，迎接挑战，不断创新，不辱中医药出版人的使命，出版更多、更好的中医药图书，为弘扬、传播中医药文化知识作出更大的贡献。

中国中医药出版社

2011 年 12 月

内容提要

　　本书上篇重点介绍了近年来国内外医学杂志、专业学术会议发表的和作者运用单穴疗法治疗临床常见病多发病的新穴位、新方法、新成果。主要以验案的形式介绍了每个病的具体治疗方法。下篇简要阐述了临床常见的针刺方法和作者创立的平衡针疗法。

王文远主任简介

"平衡是人体健康的基础，失衡是疾病形成的诱因，修衡是通过针刺外周神经靶点，复衡是在中枢神经靶位调控下，达到机体新的平衡。"这就是由北京军区总医院专家组专家王文远教授经过40余年潜心研究，上万次针感体验，成功创立的一门现代针灸学，提出的平衡针灸学的核心理论。

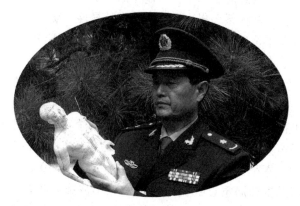

王文远，男，汉族，1945年3月出生于山东临沂市。中共党员，主任医师，1961年师承于鲁南名医刘春启门下。荣立2等功2次，全军中医药工作先进个人，北京军区文职干部标兵，育才有功专家，优秀共产党员，科技先进个人，中华中医药学会中医药传承先进个人，北京市精神文明奖章获得者，享受国务院特殊津贴。王文远教授兼任中国针灸学会理事，中华中医药学会民间传统诊疗技术与验方分会副主任委员，中国老年学学会平衡针灸学委员会主任委员，全军中医药学会常务理事兼针灸专业委员会副主任委员，北京中医药大学教授，钓鱼台养生保健中心特聘专家。

先后开展新技术500余项，获得军地科技进步奖18项，全国 4000 多家医院的临床推广，治疗国内外包括肩周炎、颈椎病、腰椎间盘突出、骨性膝关节炎、肋间神经痛、带状疱疹后遗症、面神经麻痹、偏头痛、三叉神经痛、痛风、帕金森氏病、莱姆病、顽固性失眠、慢性前列腺炎、过敏性疾病、神经性耳鸣、高血压、高血脂、高血糖、冠心病、脑血管病后遗症等 800 余种疾病 60 余万病人，平衡针弟子分布于 30 多个国家和地区。创办了《中国平衡针灸平衡医学杂志》和平衡针灸网站，成功召开了 7 届全国与国际平衡针灸平衡医学学术会议。

平衡针灸跨越了两千五百多年的传统经络体系，直接进入现代中枢神经体系，提出了区域性、特异性、交叉性的取穴原则。发明了位于外周神经靶点（如降压穴、降脂穴、降糖穴、肩痛穴、颈痛穴、腰痛穴、心痛穴、肝病穴等 38 个平衡穴位），在大脑中枢靶位调控下，达到机体新的平衡。在平衡针灸学的基础上又推出了平衡心理学、平衡保健学、平衡推拿学、平衡火罐学、平衡药物学、平衡膳食学等平衡医学系列。

平衡针灸学科 1995 年 12 月被总后卫生部批准在 292 医院成立"全军平衡针灸治疗培训中心"。2002 年 10 月被评为国家中医药管理局重点针灸专科。2001 年被选为北京中医药大学教学医院。平衡针灸技术 2001 年中标国家中医药管理局"十五"中医药标准化招标课题；2005 年被评为国家卫生部十年百项农村与基层适宜技术推广项目；2005 年国家中医药管理局中医药科技成果推广项目；2006 年钓鱼台国宾馆养生保健中心保健项目；2006 年被评为国家中医药管理局第一批向全国农村与社区适宜技术推广项目；北京军区"十一五"部队训练伤招标课题；2007 年"十一五"民政部老年学研究招标课题；2008 年中标民政部老年医学研究招标课题；2007 年"十一五"中标国家"973"计划中医理论基础研究项目招标课题；2009 年"十一五"中标国家中医药管理局招标课题。

平衡针灸网站：www.pinghengzhenjiu.com

为王文远医师《整体平衡针刺疗法》题

愿平衡针疗法以独特的
理论显著的疗效为军民健
康做出新贡献

迟浩田
一九九二年
月十六日

发展平衡针灸
开拓针灸新领域

石学敏
二〇〇一年

赠王文远教授

推亡平衡针灸
服务人民大众

郝万山

第一届国际平衡针灸学大会纪念

鍼灸新篇

秦华英 題

一九九七年四月九日

序

　　起源于中国的针灸正在走向世界，日益成为世界医学的重要组成部分。作为针灸工作者时代赋予我们的重任是不断地总结与发展针灸学术，总结研究古往今来的成果，应用于临床实践，为人类造福。单穴疗法近年来开始受到人们的普遍重视，对许多疾病都有较好的疗效。在针刺技术方面具有独特的优点，简便易行，奏效迅速，往往收到意想不到的效果。

　　王文远大夫通过二十余年的临床研究和艰苦探索，终于叩开针灸学宝库之大门。根据祖国中医阴阳整体学说，经络学说及传统的巨刺疗法，结合现代医学和生物全息医学等理论，总结并提出了平衡针疗法（亦称整体平衡一针疗法），用于治疗多种疾病，均收到了理想效果。具有取穴少、痛苦小、针感强、见效快等优点。同时还搜集了近几年来各家报道的单穴治疗的宝贵验案和多种方法在单穴中的应用加以介绍，编辑出版了《常见病的一针疗法》一书。此书简明扼要，信息丰富，可供从事临床的针灸大夫参考，对临床具有一定的指导意义，同时对科研、教学也有较高的参考价值。故为之序。

全军中医学会副理事长

全军针灸学会主任委员　　刘心莲

解放军总医院针灸科主任

1992 年 3 月于北京

前　言

　　针灸学是传统医学的重要组成部分，为中华民族的繁衍昌盛作出了不可磨灭的贡献。随着历史的发展，针灸学已经走向世界，成为全人类的共同财富。作为针灸学发源地的中国，众多有志于针灸学的专家学者，运用现代科学的手段和方法，进行了大量的基础研究和临床研究，促进了针灸学的继承和发展，涌现出大量的新疗法、新穴位、新成果、新进展。

　　针灸文献浩如烟海，限于作者的水平不能将众家之精华汇编成册，只将近年来中医学瑰宝中的单穴疗法精选而成《常见病的一针疗法》一书。文献来源主要摘自 1988 年以来国内外公开发行的百种期刊和全国单穴疗法首届学术研讨会论文集及作者 30 多年来从事平衡针疗法的临床研究成果，荟萃有关内科、外科、妇科、儿科、五官科等病案 103 条，病种 200个。同时介绍了体针疗法、头针疗法、耳针疗法、鼻针疗法、蜂针疗法、指针疗法、平衡针疗法等 25 种临床常用针刺疗法。内容丰富，文字浅显，通俗易懂。不仅有助于针灸大夫选择借鉴，而且从中求新知，学新术，明医理，创新业，更好地为振兴中医学作出新贡献。

　　本书在编写过程中，承蒙中国人民解放军总参谋长迟浩田上将对本书的关怀，于百忙中为该书题词。全国政协委员、全国针灸学会副会长、北京国际针灸培训中心副主任、全国著名针灸专家程莘农教授也为该书题词。全军针灸学会会长、全军中医学会理事、全军著名针灸专家刘心莲为本书写了序。另外还得到北京丰台区西罗园医院院长高玉堂、北京怀柔县中医院院长李祥舒、全国农业展览馆书画家王振陆先生、北京中西医结合疑难病研治中心中医师郭笑雪、秦皇岛市中医院院长范振域、针灸科主任崔月蓉的真诚帮助，谨此致谢！

　　限于编者水平所限，难免有不妥之处，敬请斧正，以便
修改。

著　　者

1992 年 1 月于北京静园楼

目　录

上篇　常见病的一针疗法验案选辑

第一章　内　科

第一节　休　克

　　休克是一种由于感染、出血、脱水、心肌能不全、过敏、严重创伤引起的临床综合征。表现为微循环机能障碍，引起组织灌流不足，导致缺氧、酸中毒、血浆成分丢失及器官代谢与组织机能的障碍。临床主要表现有血压下降、皮肤湿冷，面色苍白，唇甲紫绀，四肢厥冷，心率增快，脉搏微细，全身无力，静脉萎陷，尿量减少，烦躁不安，反应迟钝，神志模糊，甚至昏迷。感染性休克主要是由于微循环机能的障碍；出血性休克主要是血容量的丧失；心源性休克主要是心机能障碍。导致微循环衰竭的发病机理，不论何种类型休克均与肠道内毒素、微血栓形成、心机能障碍、血管活动性物质的释放有密切关系。属于中医"厥脱证"范畴。

内关穴治疗休克

　　王某，男，90岁，1983年2月4日诊。患者因中风致右半身瘫痪3个月，近因右髋关节疼痛前来我院就诊。经骨科医生会诊，诊断为右股骨颈骨折。诊查时叩击患者髋部，患者呼痛，查毕转身仰卧时，患者突然暴脱，面色苍白，呼之不应，心跳、呼吸骤停，血压未测出。临床诊断为休克，针刺即取人中、十宣、足三里、涌泉诸穴，捻转提插片刻，患者无反应，立即改取双侧内关同步捻转约2分钟后见患者胡须微动，并开始缓慢呼吸，继而扪及脉搏和闻及心音，血压回升，面色逐渐好转，留院观察稳定后出院。

按：本案患者年事已高，久病体弱，查诊时稍受小痛，突发"暴脱"（休克），虽取人中，十宣诸穴以醒神开窍未效，急取内关，双侧同步捻转意在振奋心阳，强心通络，心动渐复，则诸症改善，最终化险为夷。本案取得成功带有一定的偶然性，但内关穴独到之功效从中亦可见一斑。

（无锡市中医院　杜晓山主治　杜梁栋整理）

第二节　咯　血

一般认为喉以下呼吸道出血经口腔咯出者称为咯血。临床常见于胸部外伤、支气管疾患（慢支、支气管扩张）、肺部疾患（肺结核、肺脓肿、肺炎、恶性肿瘤等）、心血管疾患（风心病、二尖瓣狭窄、肺动脉高压、肺梗塞等）、结缔组织疾患（播散性、红斑性狼疮等），此外如白塞氏症、替代性月经、肺出血、肾炎综合征，也可发生咳血。属于中医"咳血""血证"范畴。中医认为咯血多由外感风热，肺热壅盛，或肝火犯肺，阴虚火旺，肺络受伤，或瘀血内阻，壅塞于肺络，日久破损所致。

孔最穴治疗咯血

吴某，男，54 岁，工人，1981 年 5 月 31 日入院。患者于1980 年职业病普查时发现患 I 级矽肺并浸润型肺结核。此后因晚饭后突然大咯血半小时急诊来院。当时查患者左侧孔最穴下约 2cm 有明显压痛、酸胀反应。（该患者病变主要在左肺）

取穴：孔最穴垂直进针 1.5 寸，快速提插捻转，患者感到前臂及手指酸胀麻木，2 分钟后咯血次数及咯血量明显减少。改用平补平泻手法，5 分钟后见痰中带少量血丝，留针半小时后，咯血完全停止。后经中西医结合治疗病情稳定出院，住院期间未再发生咯血。

按：针刺孔最穴或附近阳性反应点，止血效果快，疗效可靠，方法简便，无副作用，在止血条件有限及药力不及时，不失为一种救急良法。由于病例尚少，特提供于同道，冀能在临床上进一步验证。

（湖南省怀水地区第一人民医院　郎建新）

第三节　肺癌胸痛

胸痛是肺癌的主要症状之一，同时还伴有咳嗽、咳血、发热、气急等常见症状。胸痛一般情况下多为隐痛不适，如在病程中出现持续性剧痛，常提示胸或胸壁转移癌。常见的全身症状还有发热、疲倦、乏力、消瘦、贫血、食欲不振等。

孔最穴治疗肺癌胸痛

何某，男，65 岁，住院号 4888。患者于 1984 年出现胸痛、咳嗽，久治不愈，经北京、天津、石家庄等地 X 线及 CT 检查，确诊为右侧肺癌（晚期）。1986 年 11 月，1987 年 10 月两次以胸痛、咳嗽、高热入院治疗。经对症治疗高热消失，咳嗽好转，唯胸痛不能缓解，用吗啡、杜冷丁仍无济于事。笔者根据郄穴能救急病的理论，取孔最穴针刺治疗并行泻法，患者自述的胸部剧烈疼痛即止。以后每次胸疼发作均以针刺此穴即效。

主穴：孔最。配穴：肺经所循行部位和根据虚实补泻配穴，如肺实泻尺泽，肺虚补太渊。针刺方法：针头迎着经脉循行方向快速强刺激，留针 30~60 分钟。

按：人体有 16 个郄穴。郄有孔隙的意义，是肺经经气深集的部位。郄穴的作用是对本经循行部位所属的脏腑的急性病痛有特殊的治疗效果，它有救急止痛的作用，在某些情况下，优于麻醉止痛药。在肺癌止痛的治疗中，先刺郄穴强刺激，截断经络对病邪的传导及疏通本经经气，再根据患者疾病和本质的虚实盛衰，配以相应的虚实补泻穴位，根据以痛为腧的理论加刺阿是穴，这与中药方剂的相须使用相类似。此法经临床验证，疗效可靠。

（邯郸市中医院　左秀玲　白金尚）

第四节　气　胸

气胸的发生是由于肺与脏层胸膜破裂，致使空气进入胸膜腔，形成胸膜腔内积气。轻者仅有气促、胸闷，严重者则发病急骤，突然胸痛，呈刀割样锐痛，随呼吸加重。大多气胸、心脏、气管的对侧移位。若胸腔积气突然增加，可有呼吸困难，大汗淋漓，紫绀，烦躁不安，或四肢抽搐，手足冰冷，面色苍白，血压下降，休克或窒息，危及生命，有少数病人并有水气胸、脓气胸、血气胸、纵隔气肿、慢性气胸等，临床一般分为原发性气胸（咳嗽，提重物活动或休息时发病），继发性气胸（慢性阻塞性肺气肿及弥漫性肺纤维化疾病）两种。属于中医的"胸胁痛"或"厥证"范畴。

内关穴治疗自发性气胸

祝某，男，36 岁，1990 年 10 月 11 日诊。患者自诉昨晚起胸背痛并逐渐加剧，详询病史，诉以往未患有心、肺疾病，平时健康状况尚佳，刻下患者情绪不安，自汗神怠，左侧胸胁肩背作痛，伴胸闷、气短、咳嗽、脉细涩、苔白腻，查局部皮肤无疱疹等异常所见，皆由操劳过度，气机失调，络脉不通所致，遂宽胸理气、活血通络治之。

取穴：双侧内关穴，得气后以捻转结合呼吸补泻法，留针15 分钟后自觉上述症状改善，继续行针一次，留针 30 分钟后症状明显好转，起针后嘱其作 X 线摄片检查，1 小时后报告左肺压缩 30%，诊断"自发性气胸"，从安全出发，遂转市肺防专科医院继续诊查。

按：经曰："胸中之病内关担""胸腹满痛刺内关"。本例独取内关，针后患者症状即时显减，精神转佳，行动自如，然何以先治后查？因患者当时行动困难，活动后可能使症情加重，故先针治以观察。针后症状虽缓解，但根据其发病经过及临床表现，仍嘱其摄片、以防不测。此外独取内关治之简便有效，还避免了不是由于针刺不当而引起的气胸辩说难明之麻

烦。(若按常规取穴，大多选用肩井，肺俞，心俞等)

(无锡市中医院　杜晓山主治　杜梁栋整理)

第五节　哮　喘

哮喘亦称支气管哮喘，为一种发作性肺部过敏性疾病，多发生于秋冬两季。临床症状为鼻痒，喷嚏、流涕、咳嗽。急性发作时可出现咳嗽、多痰、喘息、哮鸣，或呼吸困难，额前冷汗，不能平卧，端坐呼吸和颈静脉怒张。如果出现哮喘持续状态时，张口呼吸，两肩耸起，缺氧时口唇、指甲紫绀，二氧化碳潴留，呼吸性酸中毒与代谢紊乱，还可并发肺不张，肺心病，气胸等。现代医学认为本病的病因是由遗传因素中的过敏，激发因素中的吸入物，呼吸道的感染以及寄生虫、气候、药物、饮食、精神因素引起。

照海穴治疗哮喘

张某，女，55岁，教师。患哮喘已达20年之久，每年秋季加重。就诊时患者正值住院期间，因哮喘致失眠前来就诊，辨证为心肾不交型。处方照海穴，配三阴交、神门穴，留针20分钟。次日就诊病人自述不仅睡眠好而且哮喘未有发作。一周后病人又出现哮喘发作，给予针刺照海穴，20分钟后哮喘停止。

照海穴位于内踝下缘凹陷处，属于足少阴肾经。主治月经不调、赤白带下、小便频数等泌尿生殖疾病，亦可治疗便秘、不寐、痫证。作为八脉交会之穴，与列缺配伍治疗咽痛。近年来临床用作治疗哮喘症，特别久病虚喘，效果更为明显。

(山西医学院　刘玉萍)

第六节　阵发性心动过速

阵发性心动过速，常见于非器质性心脏病，亦见于风心病二尖瓣狭窄、冠心病、肺心病缺氧、低钾等。其临床特点突发突止，心率为 160~250 次/分，多数病人伴有心悸、胸闷、气短、乏力、胸痛等，持续发作较久者可有休克，心衰。冠心病者可导致心绞痛、心肌梗死，心电图多可明确诊断。

劳宫穴治疗阵发性心动过速

张某，男，28 岁，县服务公司人事干事，1987 年 6 月 13 日就诊。患者主诉心悸，气短，胸憋闷感十余天。心电图报告检查："窦性心动过速"，心率 180 次/分，左室肥厚。血压 120/80mmHg，律齐脉滑疾，舌质淡红，苔黄，证属惊悸及因痰热上扰心神不宁所致。

取穴：劳宫穴，为强化疗效，配以内关穴，用捻转补泻，针感放射至同侧中指，上达肘关节，每日针刺一次，留针20~30 分钟，治疗 10 天后，检查心率 146 次/分，自觉症状消失。

（黑龙江甘南县医院　刘德枢）

第七节　慢性胆囊炎、胆石症、胆绞痛、胆道蛔虫症

慢性胆囊炎是临床常见病之一，主要表现为上腹部不适或钝痛，多在进食油腻食物后加剧。可伴有恶心、腹胀、嗳气等症状。若胆囊管或总胆管被结石或浓稠胆汁所阻塞，或奥狄括约肌痉挛时，常于饱餐后发作胆绞痛。体征多见右上腹压痛，墨菲征阳性。胆囊积水时，可扪及大的胆囊。一般不发热或仅有低热。

胆石症的病因及发病机理，一般认为胆汁郁积、胆道细菌和寄生虫感染及胆固醇代谢失调等引起。胆绞痛尤其在饮食后或吃油腻食物后容易发作。或蛔虫钻入胆管造成胆绞痛，亦称胆道蛔虫症。

胆道蛔虫症主要症状上腹部绞痛或钻顶痛，近期有吐蛔虫史，按之有块，甚则汗出肢冷而有厥，剑突下压痛但无肌紧张，右腿屈不能伸。中医称为"蛔厥症"。

一、迎香穴治疗胆绞痛

张某，男，44 岁。1983 年冬诉右上腹剧痛，钻顶样痛，呕吐蛔虫 1 次，疼痛向右肩背部放射。检查：急性痛苦面容，自汗，面色苍白，右上腹拒按。诊断：胆绞痛、胆道蛔虫症。由值班医师用杜冷丁 50mg 肌注，疼痛无缓解，遂用针刺取迎香透四白穴一针，痛止后为之处方乌梅汤三剂，至今六年未复发。

按：针刺治疗胆绞痛有下列优点：①操作简便，易于掌握；②安全有效，无副作用；③治疗费用低；④对某些急腹症的鉴别有帮助，特别是胆囊炎与急性盲肠后位阑尾炎、急性阑尾炎、右侧肾盂炎、急性膈胸膜炎、右下肺炎的疼痛相鉴别。况且上述这些病不适于镇痛，杜冷丁又属禁忌，此时应用迎香透四白不失为一种有效的鉴别和治疗手段。胆绞痛往往是胆道系统疾病的一种症状，疼痛的消失并不等于疾病的祛除，仍应作有关检查，以期发现病因，及时处理。

（吉林伊通满族自治县医院　刘兴久）

二、足三里穴治疗胆道蛔虫症

贾某，女，28 岁，工人。1987 年 12 月 5 日来我院外科门诊就诊，当时病人因上腹顶绞痛呻吟不止，自述上腹部顶绞痛发作伴恶心、呕吐 5 天，虽经止痛及消炎治疗均不见好转。当时查体剑突下有明显压痛，诊断为胆道蛔虫症，用 5ml 注射器抽取阿托品注射液 0.5～1mg 及安痛定注射液 2ml 混合在一起（小儿用量酌减）。穴位消毒后，首先注射一侧足三里穴，当进针后找到有明显麻胀感时，抽无回血，采用强刺激，快速注入药剂半量。之后将剩余药剂半量同法注入对侧的太冲穴内。

按：目前临床上常用的解痉止痛药物有阿托品、杜冷丁等。阿托品肌肉注射后止痛作用较缓慢，且效果欠佳；杜冷丁虽止痛效果较好，但短期内不宜反复使用，特别是胆绞痛反复发作或诊断不明者，使用杜冷丁应更为慎重，另外，广大基层医院，尤其乡村医生，杜冷丁不是常备药品，而阿托品注射液及安痛定注射液是常备药品，使用方便。据临床观察，阿托品、安痛定混合穴位注射，对胆绞痛止痛迅速而持久，效果可靠，其止痛效果优于杜冷丁。如有病人杜冷丁肌注后疼痛不见缓解，而改用阿托品、安痛定混合液穴位注射后疼痛很快缓解。住院14例病人穴位注射后，随疼痛消失均安静入睡，门诊病人也有同样表现。应指出的是胆绞痛只是各种胆道疾病的一个症状，除了积极止痛外，对其原发病的治疗不容忽视。

（大连医学院附属一院外科　孙忠义）

三、退蛔穴治胆道蛔虫症

秦某，女，19岁，已婚，孕6月。因上腹部阵发性剧烈疼痛4天，发热1天于1966年元月9日入院。病中吐出蛔虫3条，经当地中西药治疗无效而转来我院。检查：体温38.9℃，脉搏100次/分，呼吸24次/分，发育良好，营养佳，表情痛苦，腹膨，宫底脐上一横指，胎心音正常，剑下压痛。实验室检查：红细胞370万，血色素7.2%，白细胞12400，中性81%，淋巴18%，酸性1%。诊断为胆道蛔虫症伴感染。入院后经中西医治疗3天，病情仍不缓解，发热不退，饮食不进，腹痛剧烈，且次数频繁，只有用吗啡、阿托品才能暂时止痛，已开始准备手术治疗。第四天晚8时，行针刺治疗，针退蛔穴，即从鸠尾向右沿肋软骨缘，每2cm1穴，共针6穴，向肝内方向斜刺，约2寸深，中度刺激，进针后疼痛立刻停止，留针10分钟，起针后20分钟，疼痛又发，考虑刚才针刺深度不够，手法又轻，再行针刺退蛔穴，深2寸半，刺激度加强，留针30分钟，中间加强捻转1次，至此病人腹痛缓解，安然入睡，当夜疼痛发作3次，但程度明显减轻，仍有1次注射了阿托品，余2次均自行缓解，翌日未再发腹痛，且开始进食稀饭，这是生病8天来首次开始进食，此时体温已开始下降，第三天降至正常，第四天痊愈出院，妊娠正常。以后常服驱虫药，随后多次未发。

　　治疗方法：从鸠尾起，向右沿肋软骨边缘终止于第十肋骨端。根据病人身体大小，距鸠尾约 2cm 处，沿肋软骨边缘，每隔 1.5~2cm 依次排列进针，以此进针部位连取 4~6 针，总称为"退蛔穴"。方法：用 3 寸毫针，按照上述部位，从左向右依次排列进针，并采用强刺激手法，以 75°角向肝内缘方向捻转刺入，其深度以 2 寸半左右为宜，留针时间 20 分钟，中间可捻转 1 次。注意事项：①要患者消除顾虑，舒适平卧。②施术时应严密消毒，进针部位和针具用 75% 酒精消毒，防止针后感染。③施术时应 1 次进针，勿过度提插，以免损伤内脏组织，从而造成不良后果。④一般经 1 次施术即愈，个别患者需针第二次，如不效者应早做手术为妥。

　　按：①针刺退蛔穴，确有"驱退蛔虫"的作用，若技术掌握得当，对治疗胆道蛔虫症具有效果好、见效快的优点。其机理可能是解除胆道痉挛，增强胆管和胆囊的运动，加速胆汁的排出，从而获迫使蛔虫退出胆道之效。针刺后，病人热度迅速下降，说明针刺该穴尚有消炎作用，此亦与胆道运动增强，胆汁排出加速有关。②为了达到理想的治疗效果，针刺要有足够的深度和一定的刺激强度，一般说来，腹壁脂肪较厚者须针 2.5~3 寸，腹壁脂肪薄者须针 2~2.5 寸。由于此处在肝脏和胆囊的重要部位，针刺不宜过强，即不宜过度提插和大幅度捻转，针刺时须要特别仔细，以防发生意外。肝脏和胆囊肿大者不要针刺。另外，针刺须有一定的留针时间，对小孩可用速刺法，不捻转，不留针，且深度要浅，约 1 寸即可。③针刺退蛔穴是把蛔虫从胆道驱退到肠道，须及时服用驱虫剂，以便彻底治愈本病。

第八节　慢性胃炎

　　慢性胃炎是以胃黏膜的非特异性慢性炎症为主要病理变化的疾病。根据胃粘连的组织学改变，一般分为浅表性、萎缩性和肥厚性胃炎。临床表现为上腹部疼痛，病程缓慢，反复发作。浅表性胃炎表现为饭后上腹部不适，伴有压迫感和饱闷感及恶心呕吐、嗳气等。萎缩性胃炎表现为食欲减退，饭后饱胀，上腹疼痛，伴有贫血，消瘦，疲倦和腹泻等全身虚弱症状。肥厚性胃炎则以顽固性上腹部疼痛为主要表现，食物以碱性物质能使疼痛缓解，但无节律性。病因目前尚未明了，一般认为是急性胃炎的遗患。或长期服用对胃有刺激作用的食物或药物有关。长期胆汁返流可造成慢性胃炎，萎缩性胃炎的病因可能与自身免疫反应有关。

　　本病属于中医"胃脘疼"之范畴，多为饮食与情志所伤而致。

一、承浆穴治疗慢性胃炎

　　李某，男，21 岁，兰州军区某部战士，1991 年 5 月 26 日就诊。主诉上腹部胀满，嗳气，轻度腹痛，诊断为慢性胃炎。取穴原则为整体平衡针刺疗法。取承浆穴，手法为泻法。局部常规消毒，采用 28 号毫针一寸一根，行直刺法。针感酸胀痛，自述有一种气感下行腹部，胀痛立即消失，临床治愈。嘱其饮食有节，定时定量，由连队卫生员负责按此方法治疗，以巩固疗效。

二、足三里穴治疗慢性胃炎

　　李某，男，50 岁，1986 年 2 月 4 日初诊。患者主诉，胃痛 20 年，时好时犯，遇怒或食刺激性食物更甚，素有烟酒嗜好。用中西药甚多，鲜有微效。经 X 光钡餐造影诊断为"慢性胃炎"，证属肝胃不合。

　　取穴：每天早晨 7~9 点针刺双侧足三里。治疗方法，根据中医辨证分为三型：①肝胃不和用泻法，留针 15~30 分钟；②脾胃虚寒用补法加温针，留针 30~60 分钟；③胃阴不足先泻后补，留针 30~60 分钟，一般 1 日 1 次，15 次为 1 疗程。疗程间停 5 天，症状消失后连续观察 3 个月，针 3 个疗程诸症消失，定为临床治愈，随访一年，病未复发。

按：慢性胃炎属于中医学的"胃脘痛"、"脘胀"、"痞满"之范畴。关于本疗法的针灸治疗，早在《灵枢·胀论》中即有明确记载，"三里而泻，近者一下，远者三下"，"三里不下，必更其道，气下乃上，不下复始，可以乃全"，"明知逆顺，针数不失。"明确指出针刺足三里的手法，穴位更换及掌握针刺次数，笔者根据经气运行，采用子午流注纳子法，辰时胃气旺盛，开本穴足三里之论，对68例慢性胃炎患者，采用辨证施针，当泻者泻，当补者补，疏导经气，调理脾胃，取得较好的疗效。

（河北省清河县人民医院　张连城）

第九节　急性胃痉挛

急性胃痉挛为胃的一种内外刺激后产生的一种保护性反应疾病，其临床特点以上腹部剧烈疼痛为主，其他检查一般未有阳性体征。

一、胃俞穴治疗急性胃痉挛

刘某，女，20岁，工人，1987年10月就诊。主诉：晚饭后约一小时感觉上腹挛痛，逐渐加重，继服阿托品未见效。查体：病人痛苦面容，腹部平软，无腹肌紧张，剑突下有明显压痛，经各种辅助性检查排除器质性病变，临床诊断为胃痉挛。

取穴：胃俞穴。用1.5寸毫针在胃俞穴斜向脊柱针刺，深度依病人体质而定，快速提插捻转，留针20~30分钟，上腹部疼痛压痛消失。

按：本人根据经络内属脏腑，引络肢节，沟通内外，贯穿上下运行周身的理论，在患者的胃俞穴或配足三里附近压痛点，针刺即可。

（鸡西市中医院　赵淑霞）

二、然谷穴治疗急性胃痉挛

马某，男，31岁，工人，1982年2月17日就诊。主诉右上腹疼痛伴呕吐 2 天，经工厂医务室给予针刺内关、足三里、中脘等穴及服用西药，疼痛不减。经县医院诊断为急性胃痉挛，急性胃炎，患者精神萎靡，表情痛苦，疼痛难忍。

取穴：左侧然谷穴。自述针感传至大腿根部，自觉疼痛大减，间隙行针一次，留针 30 分钟，开始，患者主诉胃痛未再发作，呕吐症状消失，自觉咽部有物堵塞，不能进食，针刺内关以宽胸理气，配足三里健脾和胃，平补平泻，留针 20 分钟，临床痊愈。

按：胃痉挛一症属中医学胃脘痛之范畴。疼痛剧烈，病人十分痛苦，针刺然谷穴，必须获得针感，使气至病所实为关键。

（河北省平泉县中医院　杨剑侠）

三、中平穴治疗急性胃痉挛

赵某，男，35 岁，工人，1990 年 3 月 18 日就诊。主诉：上腹部剧烈疼痛 2 小时。自述阵发性腹痛，疼痛难忍，曾注射 654-2 未能控制，故转针灸科就诊。病人呈痛苦面容，检查上腹部触痛、压痛（++++），无腹肌紧张，西医诊断为急性胃痉挛。

取穴：中平穴。患者取坐位，暴露左膝关节下，局部常规消毒，取 3 寸 28 号毫针 1 根，在患者的左下肢中平穴行直刺法，针感向上传导，继之胃痛消失。

按：中平穴虽为经外奇穴，按内经经络线分布实为在足阳明胃经线，经过针刺的刺激，传导致胃气上下通顺，故病自愈。

第十节　胃神经官能症

胃神经官能症是胃肠主要病症之一，是由高级神经功能紊乱而引起的胃肠功能性障碍。临床特点是以精神因素为背景，胃运动与分泌功能紊乱，无器质性病变，神经性呕吐，吐前无恶心，不影响食欲。往往进食完毕时发生呕吐一般不多，呕吐完毕后即可进食。有时出现十二指肠胃胆汁返流，上腹痛，恶心呕吐常伴有食欲不振，还有的伴有反复发作的神经性嗳气，有时还会造成贲门和幽门痉挛。属于中医肝脾不和之范畴。

外关穴治疗胃神经官能症

刘某，38 岁，农民，1986 年 8 月 12 日就诊。主诉：腹胀 4 天。患者 7 天前因情志不舒继而不思饮食，两胁胀而痛，腹部胀满。当地输液等治疗疗效不明显，经本院急诊科诊断为胃神经官能症。检查：神情疲怠，面色萎黄，腹部胀大似 10 月怀胎，行走不便。心肺（－），肝功能（－），腹部叩之鼓音。舌淡红苔薄白，脉弦细。

取穴：取右侧外关穴，进针得气后，并让病者配合腹式呼吸，徐徐捻动针以调之，然后轻揉患者腹部，20 分钟后患者腹部平软，自觉上下舒畅。次日针左侧外关穴巩固，一次而愈。

按：经云："经脉所通主治所及"，外关穴为手少阳三焦经之络穴，别走厥阴，八脉交会穴之一，通阳维脉，阳维脉为诸经之网维，维络诸阳经，并会于督脉。针刺外关穴配合腹部活动，治神调气，促进心血运行。

（河北省平泉县中医院　杨剑侠）

第十一节　急性胃肠炎

急性胃肠炎是以临床症状呕吐腹泻并见称之。如果以呕吐为主要症状称为急性胃炎，以腹泻为主要症状称为急性肠炎。多发生于夏秋二季。属于中医"呕吐"、"泄泻"或"霍乱"等范畴。

神阙穴治疗急性胃肠炎

蒋某，男，26 岁，本院职工，1989 年 6 月 10 日 12 时就诊。主诉：自述昨天晚上食用西瓜后，上吐下泻并腹痛，就诊时双手抱腹，时闻呻吟，面色苍白，体温正常、腹部无包块，脐周及上腹部压痛（++），反跳痛（-），舌质淡、苔白滑略黄，脉缓微弦。临床诊断：急性胃肠炎。

取穴：神阙穴。治法：于神阙穴拔罐，两次而愈。

按：此例病人暴食寒凉过多，致腹寒热交并，阳气不得通畅即见腹满，便溏，或因治疗不当寒邪凝结于内，腑气不能通调，滞于腹中，故觉腹部胀满不适，故以温阳逐冷，消满散结止痛为法。

（广西玉林地区中医院　薛振宇）

第十二节　急性肠炎

本病是以进食刺激性食物，暴食暴饮，腹部受凉，或进食腐败变质食物引起的急性炎症。其特点发病急骤，以腹痛和腹泻为主要症状。腹泻每日数次至10余次，便呈黄色水样，有的伴有泡沫和少量黏液，严重者可带有少量脓血，腹痛多在脐周，如果及结肠可在腹部两侧，多数体温正常，但细菌毒素引起可有发热、头痛等全身感染表现，严重者可致脱水。属于中医"吐泻""霍乱"等范畴。

一、天枢穴治疗急性肠炎

张某，男，21岁，1987年7月13日就诊。主诉：因饮食生冷致腹泻1天，大便一日十余次，粪便呈稀水样，便前腹痛，便后痛稍减。大便常规：黏液（++），脓细胞（+）。诊断为急性肠炎。

取穴：用5ml注射器取庆大霉素、黄连素、维生素 B_6 针剂各1ml，双天枢穴局部常规消毒后，分别注入穴位1～1.5ml，封闭静卧30分钟，一次即愈。

按：35例中痊愈28例，好转4例，无效1例（后确诊为肠结核）。

二、中平穴治疗急性肠炎

孙某，男，61岁，甘肃矿产地质部高级工程师。于1990

年5月30日就诊。主诉昨夜腹泻6次。临床诊断为急性肠炎。用整体平衡一针疗法。取穴左侧中平穴，手法为泻法。病人取坐位，局部常规消毒，采用28号毫针2.5寸一根，行直刺法，留针1小时，临床治愈。

第十三节　慢性结肠炎

慢性结肠炎的临床特点是以慢性腹泻反复发作，粪便以黏液脓血便为主，便常规检查无病原体。中医分为肝气乘脾、脾胃虚弱、肾阳虚弱三型。

止泻穴治疗慢性结肠炎

苏某，女，32岁，工人，1990年3月1日入院。主诉：间歇性腹痛，腹泻2年，加重1周，入院前日便2~4次，呈糊状，无里急后重感，体温36.7℃，血压正常，神志清楚，痛苦病容。心肺（-），腹部平软，左下腹轻度压痛，无反跳痛，肋下未及肝、脾，肠鸣音活跃。大便镜查红细胞2个，白细胞3个，大便细菌培养阴性，乙状结肠镜见肠黏膜充血，水肿。临床诊断为慢性结肠炎。654-2穴位注射双侧止泻穴（踝关节背屈90°体位，外踝尖垂直向下赤白肉际交际处即止泻穴）位。隔日一次，治疗3次，自觉症状消失，大便正常，镜检阴性出院。随访半年无复发。

按：止泻穴属于经验穴。654-2注射于止泻穴，治疗肠炎具有显著效果。具有痛苦少，耗资少，方便易行等优点（对于菌痢亦有较好疗效）。除药物本身的副作用（脑出血急性期、青光眼忌用）外，余无毒副作用，可广泛适用于各级医疗单位，尤其适用于基层卫生单位。但其作用机理尚不明了。

（解放军第33医院　孙化柱　张其在　尹健）

第十四节　膈肌痉挛

膈肌痉挛又称呃逆、打嗝。临床以发病突然，喉间呃呃连声不能自制为其特点。常因饮食生冷过急，过饱，或突然吸入冷空气，或情绪改变导致胃气上逆所致。中枢性呃逆：多因颅内疾患，直接、间接地影响呼吸中枢，造成呃逆，常提示预后不良。反射性呃逆：此类多为功能性的，多见于癔症。顽固性呃逆是指呃逆连续发作，持续时间长，一般不多见效。

呃逆中医认为多与食积气滞，肝郁气滞，感受寒邪有关。

一、内关穴治疗膈肌痉挛

刘某，男，41 岁，1989 年 4 月 10 日初诊。主诉：三天前因琐事精神受创，遂致呃逆，呃声频频，难以自主，声音洪亮，膈脘胀满，不思饮食，曾在某医院诊断为"膈肌痉挛"，给予服用维生素 B_6、谷维素、安定、莨菪药物未效。舌淡白，苔薄白，脉弦滑。

取穴：指压内外关穴。首次呃逆减少，第二次少有发作，第三次呃止羔除。

按：膈肌痉挛属中医学呃逆一证范畴，一般认为其起因多由寒火郁食虚等因素作用于胃，致使胃气上逆，失于和降所致。"谷入于胃，所故相敌，气病相逆复出于胃，故为哕。"《灵枢·杂病篇》云："哕，以草刺鼻，嚏，嚏而已。"此哕，即指呃逆，故治呃逆，以草刺鼻，旨在取嚏以通肺气，使肺气通而胃气降，呃逆除。由此可见，呃逆一证其病位在中焦且声出于上焦，中上二焦气机失调，肺气不通，胃气不降，逆从上出。

指压内、外关穴，为作用于手厥阴心包经而实乃反馈于手少阴心经，使得心肝协调，气机畅达，此其一；食指针压外关穴，旨在使中上二焦之逆气下降，三焦畅通，气道复常，此其二；施针时再令患者做深呼吸运动，可促使痉挛之膈肌得以解除，而利于肺气宣通，胃气下降，此其三。这三方面共同作用，可使脏腑调和，气机畅通，逆气下降，则呃逆消除。

（陕西省郑县中医院　黄景阳）

二、素髎穴治疗膈肌痉挛

杨某，男，52 岁，农民，1978 年 7 月 23 日就诊。主诉：呃逆频发 5 天。呃声低沉有力，连续不断，伴胸胁胀胸闷，纳欠少寐，便秘，舌暗红，苔薄黄，脉弦滑。临床诊断：膈肌痉挛。拟清心解郁，除逆止呃。

取穴：素髎穴，嘱患者平卧位或坐位，身体肌肉放松，选用 28 号 1 寸毫针直刺鼻尖正中素髎穴 5~8 分深，用捻转提插手法行强刺激，以病人自觉鼻部酸胀尚能忍受，双眼噙泪为度。1 次约 3 分钟许，呃逆停止。

按：按此法先后治疗呃逆患者 23 例，全部治愈，针刺次数最少 1 次，最多 3 次。

（河北中医学院附院　王耀民　袁军）

三、睛明穴治疗膈肌痉挛

史某，男，54 岁，本厂职工。患者因肝硬化致轻度昏迷，出现呃逆，声短而频，呃声急促，发作欲死，于 1984 年 5 月邀余会诊，当即用右手拇食二指按压两侧睛明穴，边旋转边加压，当患者发出呻吟时呃逆即刻停止。二周后患者呃逆再次发生，再度行上述手法而缓解。

按：中医学认为本病的发生，大都与正气亏虚有关，或耗伤中气，或损及胃阴，或病深及肾，再加上恼怒抑郁等情志因素，使肝气逆乘脾胃，最终导致胃气上逆动膈而成。而睛明穴有宽膈理气，和胃降逆之作用，此穴虽属足太阳膀胱经脉的腧穴，但是手足太阳、足阳明、阴阳二跷在脉之交会穴，能调节足阳明胃经之脉，起到和胃降逆之作用。

（河北省云阳一〇二信箱医院　赵建平）

四、翳风穴治疗膈肌痉挛

吴某，男，39 岁，农民。主诉：九天前因饥饿食用发冷食物，饮用酒后发生呃逆，临床诊断为膈肌痉挛。曾注射解痉药物，口服镇静药物并针刺内关、中脘穴无效，故转我科治疗。病人呃声沉缓有力，约 1 分钟一次，表情痛苦，胃脘胀满，苔白润，脉迟缓，此为寒邪阻遏肺胃之气失调，胃气上逆动膈所致。

取穴及方法：指压翳风穴，患者取坐位，术者立于患者身前，用双手拇指或食指端对准穴位按压，施力由轻至重，以患者胀痛难忍为度，按压 30 秒左右，患者自觉上腹部似有一股气流向下腹移动，随之呃逆即止。

按：翳风为手少阳三焦经穴，亦为手足少阳交会穴。手少阴心经"布膻中，络心包下膈"，"足少阳经循行下胸中贯膈，络肝，属胆，循肋据"，"经脉所通，主治所及"，故按压翳风穴治疗呃逆是通过疏调三焦之气而达到治愈目的。

（黑龙江省绥滨县中医院　崔波）

五、鼻尖下点治疗膈肌痉挛

于某，女，42 岁，干部，1975 年 5 月就诊。主诉：两年前因派性打击，精神受到刺激造成癔症发作，后进餐引起腹胀而打嗝。每次精神受刺激后腹胀呃逆反复发作，内科对症治疗效果欠佳。查体：心肺正常，上中腹部轻微压痛，肝脾未扪及，食道、胃及十二指肠钡餐造影未见异常，血尿便常规和肝功能化验均正常。诊断为膈肌痉挛。

取穴：鼻尖下点，进针 0.4cm，待局部呈酸麻胀感，即让病人做深呼吸 1 分钟，2 分钟后腹胀与呃逆症逐渐减轻，留针 15 分钟，临床症状完全消失，随访一年未复发。

（黑龙江省鸡西市人民医院　张才）

六、巨阙穴治疗膈肌痉挛

宋某，女，32 岁，农妇，1989 年 1 月 30 日就诊。主诉：呃逆 20 余天，劳累加重，晨起间断呃逆，继之呃逆不止，直到晚上睡着以后才停止。伴有精神疲惫，坐卧不宁，肢软纳呆，在当地医院诊断为膈肌痉挛，曾服香砂六君子丸、木香顺气丸、阿托品等药未缓解。

取穴：单取巨阙穴，嘱病者呼吸，5 分钟后呃逆停止，留针 30 分钟，5 分钟行针一次，手法强刺激。4 次而愈，至今未见复发。

按：关键取穴准确，手法强刺激以调整气机，松弛膈肌，为了防止复发，愈后严禁生冷腥辣之食，要劳逸结合，保持精神舒畅。

（湖北红安中医院　耿东元）

七、呃停穴治疗膈肌痉挛

李某，男，75 岁，1985 年 2 月 15 日就诊。患者因突发中风而住院，待病情好转出院后即出现顽固性呃逆，服用多种药物及针刺效差。

取穴：呃停穴（位于内关穴下 5 分，与列缺相平），持续捻转 2 分钟，呃逆停止，随访未再发生。

按：呃停穴分布于手厥阴心包经，其作用强于针刺内关穴，具有宽胸舒膈和胃，镇静安神之效。

（山东沂源县南麻镇陡起峪诊所　齐元虎）

八、攒竹穴治疗膈肌痉挛

冯某，男，27 岁，农民。患者因与家人发生口角，感胸中气闷，次日上午开始呃逆，症状持续，除入睡后终止外无间歇。在当地医院服药、针灸均无效，来我院就诊。辨证：肝气犯胃，胃气上逆。处方：膻中、巨阙、足三里（双）、内关（双）、太冲（双），行针 20 分钟余仍呃逆不止，加针攒竹（双），行针 5 分钟后呃逆停止。

攒竹位于眉头的凹陷中，属足太阳膀胱经之经穴，教科书中记载可治疗头痛、眉棱骨痛及多种眼部疾患。近年来我们发现其治疗呃逆有特殊疗效，尤其是对比较顽固的呃逆症。有时在针刺膻中、内关、巨阙、足三里等经验穴不能奏效的情况下，加针攒竹穴可以治愈。

（山西医学院一附院　刘玉萍）

第十五节　呕　吐

呕吐之病多见于西医的急慢性胃炎、胆石症、胆囊炎、神经性呕吐以及食物中毒等。实证呕吐：发病急，病程短。虚证呕吐：发病缓慢，病程较长。实证呕吐病延日久，也可转为虚证呕吐。一般分为胃气虚弱，胃阴不足二型。

聚泉穴治疗呕吐

高某，本校职工。主诉：呕吐恶心三天，不能进食，见食即吐，水药不入。

取穴：聚泉穴（此穴位于舌中央凹陷处），用三棱针点刺放血，患者立刻感到心中清爽，呕吐消失。

按：脾胃居舌中，聚泉穴亦于舌中，亦可称脾胃经之奇穴。脾胃之气通于聚泉，所以针刺放血，致使脾胃湿浊之气随之而出，故脾得升，胃得降，调节中焦而达到脾胃中州升降之功能正常。

（鸡西市中医院儿科　李素芳）

第十六节　便　秘

便秘为大便不通，排便时间长，或欲大便而艰难不畅的一种病证。病因多为大肠功能传导失常所致，与脾胃肾密切相关。

一、天枢穴治疗便秘

张某，女，41 岁，干部。患者 1 年半前因患胆结石行胆囊切除术，术后即患便秘，伴脘腹胀满，纳差，嗳气频作，每服槟榔四消丸 2 丸，方可排出少量大便，旋后如故。曾多方医治效果不显来诊。即以下法针 2 次即可自行排便，腹胀嗳气亦随之减轻，继针 5 次排便通畅，伴症悉除。随访至今未复发。

治疗方法：主穴天枢穴（双），辅穴上巨虚（双），直刺1寸，捻转提插强刺激1分钟，留针30分钟~1小时，每隔15~20分钟行上手法1次。患者可感腹中漉漉作响。

按：便秘原因虽多，但均与大肠传导功能失调有关。针刺治疗有双向性及良性调整作用，通腑气而不伤正。天枢为大肠之募穴，上巨虚为大肠之下合穴，能通畅腑气，腑气得通传导自能复常；支沟穴宣通三焦气机，三焦气顺则腑气通调，三穴共奏通腑导便功效，取效较佳。

二、足三里穴治疗便秘

龚某，女，45岁，干部，1990年4月15日就诊。患者自诉便秘3年余，大便3~12日1次不等，常服泻下药及灌肠后缓解，后又复发。大便坚硬呈羊矢状，伴有阵发性腹痛，常兼有腹泻及黏液便。伴有烦躁易怒，心悸气短，嗳气泛酸，舌淡，苔白厚腻，脉弦细数。结肠镜检排除其他疾病。X光钡餐检查发现肌张力过高及痉挛。诊断：结肠性便秘。用新斯的明注射液1支15mg肌注足三里穴位（双侧交替），每3日1次。1个疗程后排便恢复正常。继用1个疗程以资巩固。半年后随访未复发。

按：结肠性便秘是以肠功能紊乱为主的神经官能症，临床比较常见，多因结肠张力过高及痉挛所致。足三里为足阳明胃经腧穴，属于胃，联络脾脏，主治胃肠病症；新斯的明为抗胆碱酯酶药，可以缓解肌张力过高及解除肌痉挛等。足三里穴位注射新斯的明，发挥了中西医各自长处，取得了较好的疗效。

第十七节　损伤性腹胀、便秘

本药特点是以外伤引起的合并于腹胀、便秘的损伤综合征。

大肠俞治疗损伤性腹胀、便秘

周某，女，49岁，广宗县周田庄人。1987年9月10日就诊。主诉：1987 年 9 月 8 日下午秋收时，不慎从正在行走的排子车上（高约 2m）跌下，当即左腕关节肿胀疼痛，左上肢不敢抬举，活动时肩部疼痛，次日经邻村民间医生按脱臼治疗，至 9 月 10 日，肿胀严重，疼痛不减，即来本院检查治疗。查左腕部严重肿胀，呈餐叉畸形，左锁骨中段骨折，整复后因肿胀较重，收住院观察。住院查体，发现腹胀，三日未行大便。

取穴：左右大肠俞穴，各注射丹参注射液 2ml，一小时后肠鸣声增强，频繁矢气，于次日清晨行大便一次，腹胀消失。

按：根据中医学的气血理论，取通腑消胀的大肠俞穴和活血化瘀的丹参，针药结合，通过针刺和药液对穴位的刺激作用，调解脏腑功能，瘀血消散，腑气通畅，传导功能恢复正常，本病自除。

（河北省广宗县中医院　范中旗）

第十八节　脱　肛

脱肛亦称直肠脱垂，临床表现主要是排便时肿物脱出肛门外，轻者可自行还纳，重者不能回复，常伴有肛门下垂及大便排不尽感，亦有大便失禁者，直肠括约肌松弛，脱出肿物嵌顿时，可见黏膜充血，水肿，溃疡和出血等。

中医认为由于身体虚弱，气血不足，中气下陷致使肿物脱出。临床中针刺以督脉和足太阳经穴，能升提阳气，达到治愈疾病的目的。

神阙穴治疗脱肛

王某，男，2 岁，广西玉林名山乡人，1988 年 5 月 16 日就诊。代诉：患儿因发热便秘经中西医药退热通便治疗，出现脱肛 5 天，伴便溏，就诊时患者精神萎靡不振，汗多纳呆、面色苍白，舌淡苔薄白，指纹淡，肛门可见外脱约半寸，诊断为脱肛。

取穴：神阙穴。拔火罐，配合艾条灸百会、长强穴，隔日一次，治疗5次肛门复原。继续治疗3次以防复发。

按：患儿因大热之后服苦寒药三剂，攻伐太过，以致真阳亏损，寒聚于内，中气下陷，故见下证。在神阙穴上拔火罐，疗效确切，简便易行，无副作用。

（广西玉林地区中医院　薛振宇）

第十九节　泌尿系感染

泌尿系统感染的诊断要点，急性期多尿频、尿急、尿痛，腰痛或有发热。尿检可有多量的白细胞和脓细胞，急性期治疗不彻底病情反复，遇劳则发，形成慢性泌尿系感染。

属于中医淋证范畴，临床辨证可见膀胱湿热，肝胆郁热，胃肠实热，肾阴不足，脾肾两虚五种。

秩边穴治疗泌尿系感染

赵某，女，45岁，农四师商业处干部。于10年前患肾盂肾炎，当时治愈，自1985年起出现尿急、尿频、尿痛及全身疲乏无力等症状。1987年4月1日尿检，蛋白微量，白细胞（+++），红细胞少许，要求针灸治疗。

取穴：秩边。泻法，留针30分钟，行针2次，无尿意，每日针刺一次，并大量饮水。

4月2日复诊，自述昨日针后饮水三杯（约1200ml）仍能坚持在3小时后解小便，诸症均减轻。

4月3日尿检，无蛋白，白细胞（+），上皮细胞（+++）。

4月5日复诊，小便无任何不适感，次数基本正常，但工作一天后，夜晚次数稍有增多。

4月8日尿检正常，又针3次，11日尿检正常，告愈停止，7个月后随访未复发。

（新疆伊宁市兵团四师医院　李俊英）

第二十节　肾绞痛

肾绞痛是肾脏或输尿管之结石所致的一种常见病。其主要症状为疼痛（绞痛）、血尿、胀痛，伴有坐立不安，恶心呕吐等。如继发感染则有尿频、尿急、尿痛的尿路刺激症状。肾结石疼痛部位在腰部，可沿输尿管方向呈放射痛。引起肾结石的原因可能与气温、水质、生活习惯、遗传有关。属于中医"石淋"、"血淋"之范畴。辨证多属湿热、气虚、气滞血瘀、肾虚几个方面。

外关穴治疗肾绞痛

患者，男，27 岁，1989 年 10 月 21 日就诊。主诉：持续性腰痛，阵发性加剧 6 小时。患者于 6 小时前无任何诱因突然右腰部疼痛，痛如刀割，难以忍受，阵发性加剧，伴全身汗出，恶心欲吐，舌淡苔薄白，脉弦紧。腹平片，右肾盂内可见 0.6cm×0.3cm 的阴影，B 超提示：右肾盂轻度积水，右肾盂内可见 0.5cm×0.4cm 的强光点伴声影。尿常规：红细胞（++）。诊断为肾结石，肾绞痛。曾服去痛片，肌注 654-2 注射液，疼痛不能缓解，余取右侧外关穴，针刺 30 分钟后疼痛缓解，未反复发作，配服中药排石汤 14 剂，排出结石。

治疗方法：取外关穴，局部皮肤常规消毒，选用 30 号 5cm 不锈钢针，快速刺入皮下，捻转手法得气后，再将针沿着皮下逆经刺入 4cm，施刮针泻法，同时令患者活动腰部，间隙刮针两次，留针 30 分钟后出针。

（河北省平泉县中医院　杨剑侠）

第二十一节　输尿管结石

输尿管结石的主要临床表现为腰部或上腹部持续性钝痛和阵发性剧烈绞痛，常由肾区向输尿管及同侧下腹部或外阴部放射绞痛，发作时可伴有出冷汗，呕吐，发作可持续几分钟到几十分钟，双侧同时有梗阻者可致无尿，肉眼或镜下可见血尿，

X线腹部平片大多可见结石阴影。本病属于中医的"石淋""砂淋"之范畴。

外关穴治疗输尿管结石

患者，男，54 岁，干部，1985 年 7 月 8 日就诊。主诉：患者晨起跑步时，腰部突然疼痛，经本院门诊 X 线拍片检查发现右侧输尿管中段有 0.7cm×1.0cm 结石一块，曾服用去痛片、注射阿托品 0.5mg、杜冷丁 100mg，疼痛仍不缓解。查体：右腰大肌无疼痛，肾区有叩击痛，呈保持性体位，无恶心、呕吐、腹泻、畏寒发热等症状，苔白腻脉弦紧。

取穴：右侧外关穴强刺激，进针 3 分钟后绞痛缓解，活动自如，次日下午 3 时疼痛再次发作，但尚能忍受，再次取左侧外关穴，行针时令患者俯仰侧弯，患者突然感到腰剧痛，随即明显缓解，经服排石汤 17 剂，先后排出 0.5cm×1.0cm 结石两块。

按：患者曾服用西药止痛效果不佳，然针刺治疗，紧紧抓住了一个"通"字，以通为用而收到行气血，通经络，止疼痛之效。

第二十二节　尿潴留（癃闭）

本病是以排尿困难，甚至闭塞不通为主要症状。属于中医癃闭范畴。其病位在膀胱，气化不利，小便不得通畅所致。辨证为肾阳不足膀胱气化无权，而尿不能排出，或因湿热移注膀胱，致膀胱气化不利，或由外伤及手术经气受损所致。

一、涌泉穴治疗尿潴留

孔某，女，58 岁，1987 年 5 月 7 日就诊。主诉：1 个月前因脑溢血在市人民医院治疗神志清醒后，右侧肢体瘫痪，大小便不通，血常规检查：白细胞 12600/mm^3。用生理盐水、庆大霉素冲洗膀胱等无效，转来我院。入院后检查右侧肢体不遂，痛苦面容，烦躁不安，膀胱充盈尿不能自排，舌红无苔，脉细无力，证属气化失常，水液潴留。

取穴：急刺涌泉穴，手法强刺激，1 分钟后排尿 100ml，起针后即欲饮食，1 小时后又排出 300ml，半夜时分大便行，小便也正常，后服药调治半身不遂，月余后痊愈出院。

（河南省洛阳市中医院　郑三轮）

二、足三里穴治疗尿潴留

刘某，女，32 岁，1987 年 9 月 13 日就诊。主诉：因患血栓外痔来我院肛肠科手术治疗 24 小时不能自行排尿，膀胱充盈，小腹胀，疼痛难忍，局部热敷，口服利尿药未能排尿，后用针刺治疗仍未能排尿，故转我处就诊。

取穴：双侧足三里穴，捻转泻法 2 分钟，后速用提插泻法，使针感沿股内直到会阴部，上传小腹，此时患者出现小腹抽动，尿液应感而下。随访一年正常。

（吉林大安市中医院　刘国志）

三、箕门穴治疗肛肠病术后尿潴留

李某，女，34 岁，农民。主诉：于 1986 年 6 月 9 日在骶麻下行直肠脱垂固定悬吊肛门紧缩术，术后出现尿潴留，经注射新斯的明，配合热敷，诱导刺激，并针刺关元、中极、三阴交等穴位，虽有极少尿液排出，但小腹胀满，排尿困难不得缓解。6 月 12 日晚 6 时，患者自述一日未排尿，未排气，腹胀难忍，欲尿不得出。查病人小腹膨隆胀满，拒按。

取穴：箕门穴，进针 20 分钟，排尿感增强，排尿约 700ml，同时矢气数次，腹胀满得以缓解，用同样方法治疗两天，每日一次，排尿困难、腹胀满等症消失。

按：箕门穴属于足太阴脾经之穴，脾位中焦主运化，《内经》曰："中气不足，溲便为之变"。肠术后尿潴留，虽症状表现多端，但均有不同程度的虚证表现，尤以脾气虚弱，运化不及者多。因此，我们治以箕门穴为主，旨在调补中气，健脾运湿，以助膀胱气化，便尿得出。通过临床，我们体会到针刺箕门穴治疗肛肠病术后尿潴留，不囿于脾虚证明显的患者，对各种证候的肛肠病术后尿潴留均有较好的疗效。其机理有待于进一步探讨。

（黑龙江中医学院肛肠科　杨松堤）

四、三阴交穴治疗痔瘘术后尿潴留

李某，男，54岁，患低位复杂性肛瘘，应用2%普鲁卡因做肛周浸润麻醉，施行扩切术，药棉填塞创面，术后6小时无小便，小腹作胀，欲解而不出，难以忍受，即给予针刺双侧三阴交，热敷小腹部，出针后，即解出小便。

（上海市第七人民医院　朱雪萍）

五、太冲穴治疗尿潴留

姜某，男，56岁。因胆囊炎、胆石症于1989年4月20日在我院外科行胆囊切除。术后十小时小便点滴不下，少腹部胀痛难忍，经药物治疗无效，而请针灸科会诊。检查：膀胱明显膨隆，膨胀至脐下约2cm。诊为手术后尿潴留。针刺关元、水道、三阴交、次髎穴后，患者竟无尿意。乃取左侧足厥阴经太冲穴，针刺得气后行小幅度捻转提插。5分钟后，患者自诉有尿意，起针后随即排出大量小便。

按：尿潴留中医称为"癃闭"，乃因膀胱气化不利所致。本例患者以常用腧穴治疗未效，考虑足厥阴肝经"循股阴，入毛中，过阴器，抵少腹"，其俞穴能主治"遗溺闭癃"等症。故取太冲一穴，果能获效。

第二十三节　遗　尿

遗尿是指小便不能控制而自行排出者。临床常见的为夜间熟睡时不自觉的小便，醒后方知；另一种则为小便频数，淋沥不断，虽知而不能自行控制，这种情况称之为小便不禁。

一、尺泽穴治疗尿失禁

王某，女，72岁。主诉：1986年因高血压合并蛛网膜下腔出血，左手足偏瘫且伴发泌尿系感染，膀胱失约。遗尿时有灼热涩痛感，每日遗尿3~4次，起床站立小便自出。在县医院西医内科住院2周余，脑出血症状已得到控制，泌尿系感染亦有好转，但小便涩痛及灼热感仍未消失，遗尿如故，邀余会诊，余诊肾阴不足，膀胱湿热之候，先清其湿热，遵经旨取左委阳，候得邪气至而泻之，当晚小便涩痛已减，睡眠也较好，再遵虚则补其母的要旨，补肺金以生天之水。次日取左尺泽穴候得卫气而补，导之，觉腰间有温热而起针，是日遗尿次数已减至2次，第3日再补尺泽，起立即溺的现象已能得到控制，住院后，交替使用泻委阳，补尺泽，小便涩痛灼热感逐渐消失，小便已能自约。

（广东省封开县中医院　黄建业）

二、皮下针治疗遗尿

张某，女，24岁，海川矿场工人。主诉：患者从小有遗尿症，只要入睡即在朦胧中遗尿，一夜可尿2~4次，午睡可遗尿1~2次，由于尿后即醒，或似睡非睡，所以白天精神疲倦。查体：患者精神营养良好，未见其他异常，诊断为遗尿症。

取穴：足小趾底部最下面指纹中点。方法为常规消毒，用镊子夹住皮针刺入，以胶布固定3天后取下，埋针期间不要沾水。埋针后当夜遗尿减少2次。经过2次埋针治疗，再未发生遗尿，随访未复发。

按：小便不禁者，多见于老年人或病后体虚，肾气虚亏，下元不固，膀胱约束失职。足少阴经起于足小趾下，治疗遗尿，小趾下埋针是按照循经取穴的原则，属于远端取穴，所以能达到满意疗效。

（辽宁阜新矿务局太平医院　黎淑琴）

三、三阴交穴治疗遗尿

刘某，男，10岁，1989年4月24日就诊。遗尿2年余，每夜尿床1~2次，患者曾到医院经西医治疗，服用遗尿丁

（氯脂醒）、普鲁本辛等药物，初服有效，后则收效至微。刻诊：面色㿠白，纳食差，神疲乏力，苔白舌淡红，脉沉细无力，于本法每日一次。两次后尿床停止，五次告愈。随访一年，未复发。

治疗方法：注射用硫酸阿托品一支（内含阿托品 0.3mg），加生理盐水 2ml，在双侧三阴交穴各注射 0.5ml，每日或隔日一次，注射时一定要选准穴位，针头刺入穴位得气后再注射药物。一般五次即愈。

按：遗尿症多责之于肾气不足或脾肺气虚。三阴交为肝，脾，肾三条阴经的交会穴，针之即补益肾气，固摄下气，又健脾益气。脾健则能助益肺气，使胃气充实，脾气能升，肺气能降，膀胱得以制约，则遗尿可止。

中医学认为，遗尿症的发病机理可能是膀胱逼尿肌与括约肌之间的神经调节功能不平衡，造成逼尿肌剧烈收缩所致。当强烈的收缩力超过括约肌的阻力时就出现遗尿现象。而阿托品能松弛膀胱逼尿肌及增加括约肌张力，故可用于遗尿症。阿托品行三阴交穴位注射，既针刺了穴位，又发挥了药物的作用，故取效快捷。

（山东车阿县第一中学卫生室 252201　李耀东）

第二十四节　阳　痿

阳痿又称阴痿，是指阳事不举，或临房事时举而不坚。多数病人均为大脑皮质或脊髓中枢机能紊乱所致，个别病人是由生殖器官的器质性病变引起。中医认为本病多与肝、肾、心三脏有关。

一、足三里穴治疗阳痿

李某，男，33 岁，樟村乡鹤峰村人，泥工，已婚，1988年 6 月 23 日就诊。患阳痿约半年，患者形体较胖，有嗜酒之癖，半年前从外地做工回家，翌日同房，即阳痿不举，不能房事，经服中药无效。刻诊：面色红润生有痤疮，胃纳尚可，略感头重肢乏，口苦觉黏，阴囊潮湿，舌偏红，苔薄黄腻。此属湿热下注，宗筋弛纵。治拟清利湿热以壮宗筋。

取穴：足三里（双），配阴陵泉。用徐疾补泻法的一进三退之泻法，留针20分钟，每隔5分钟行针一次，10次为一疗程。治疗期间禁食生冷瓜果及肥厚酒类。

针刺6次阴茎已能勃起维持约10分钟。10次后阴茎勃起且较有力，已能过性生活。为巩固疗效用平补平泻手法，治疗一疗程。随访半年，房事一直正常。

《黄帝内经素问集注》谓："前阴者宗筋之所聚，入房太甚，则宗筋纵发为阴痿"，这里所说的"筋痿"、"阴痿"都是指阳痿而言。上述所说的阳痿之固乃为"入房太甚，宗筋驰纵"。而宗筋的壮纵与阳明的盛衰有着密切的关系。如《素问·痿论》所云："论言治痿者独取阳明何也？曰：阳明者五脏六腑之海，主润宗筋。宗筋之束骨而利机关也。"《临证指南医案》又谓："阳明为宗筋之长，阳明虚则宗筋纵，宗筋纵不能束骨以利机关，此不能步履，痿弱、筋缩之证作关。"可见阳明为宗筋之长，五脏六腑之海，阳明盛则宗筋壮，壮纵虚则宗筋纵。而足三里为足阳明胃经的合穴，阳明经气如百川经气汇合入于此穴，脾与胃互为表里，为后天之本，气血生化之源，故取足三里治疗阳痿具有理脾胃，调气血，滋宗筋之功效。诚如《临证指南·遗精》云："胃为水谷之海，纳食不佳，精气必虚，况男子外肾其名为势，若谷气不充，欲求其势之雄壮坚举，不亦难乎。"

（浙江省东阳市巍山医院　俞国桥）

二、阳痿穴治疗阳痿

马某，男，26岁，1990年6月28日就诊。主诉：婚后阴茎不能勃起已三年。伴急躁易怒，心烦不安，舌红，苔薄黄，脉弦数。

取穴：阳痿穴。阳痿穴，病人仰卧位，在阴包穴上2寸，压痛明显处（双侧），消毒后进针，深度为 2 寸，得气以后以针感向外生殖器放射为宜。用补法，留针 30 分钟，每 10 分钟捻转一次，同时艾条灸列缺穴 5～10 分钟，7 天为一疗程。病人治疗一次后当晚即有性交要求，但阴茎不能勃起，三次后，稍能举阳，五次后举阳随意，但硬度稍差，七次痊愈，停止针灸观察 1 个月，未复发，爱人受孕。

　　按：青壮年阳痿与精神情志有密切关系，故《灵枢·经筋篇》有厥阴之筋，其病阴器不用之说。该法所针之部位乃足厥阴经上穴，刺之意在疏通肝脉，畅行宗筋，舒经通络，直达病所，其痿自起。列缺穴乃八脉交会穴之一，通于任脉，任脉起于胞中，任脉为病与生殖功能及性征有密切关系，下病上取，可以温通任脉，调节生殖功能。临床体会，针刺加灸二穴确有立竿见影之效。

（河北抚宁县中医院　张润民）

第二十五节　白细胞减少症

　　外周血中白细胞计数持续低于 4000/mm^3。发病缓慢，多数病人可无症状，患者可有头晕，乏力，头痛，四肢乏力，食欲减退，低热，失眠等，有的患疖痈、肺炎、尿路感染等。病因多为各种放射性物质、抗肿瘤药、抗甲状腺药，磺胺类药、氯（合）霉素等造成粒细胞的生成、成熟障碍，粒细胞在血中或组织中破坏过多或分布异常。

　　本病属于中医"虚劳"、"气血虚"之范畴。多与心、肝、脾、肾有关，尤以脾肾二脏关系密切，治疗尤以健脾补肾而达益气生血之目的。

足三里穴治疗化疗所致白细胞减少症

　　魏某，女，58 岁。系右乳癌术后放疗后复发。1988 年 9 月 1 日入院行第五疗程治疗。入院后查白细胞 2.8×10^9/L，9 月 2 日行双足三里穴注氟美松各 2.5mg，9 月 3 日复查白细胞 5.4×10^9/L，即以 Fcomp 方案化疗，9 月 5 日复查白细胞 6.3×10^9/

L，9月8日化疗结束出院。

取穴：足三里。方法：患者仰卧，用5ml注射器配6~7号注射针头，抽取5~10ml氟美松药液，双侧足三里穴常规消毒后，垂直进针，待产生酸、麻、胀针感后，缓慢推注药液，每穴2.5~5mg（0.5~1ml）。多数患者有下肢憋胀感，但均能耐受。穴位注射24、48、72小时后各查白细胞一次，治疗期间停用一切白细胞药。

按：白细胞减少症在肿瘤化疗过程中常见，以往多用维生素B_6治疗，还有鲨肝醇、利血生等升白细胞西药和健脾益肾、补气养血等中药治疗，但显效慢，成本高。足三里是足阳明胃经穴，有健脾益气，增强机体免疫功能，为保健要穴。氟美松为糖皮质激素，能刺激脊髓造血机能，使红细胞、中性粒细胞、血小板增多，故我们采用氟美松足三里穴治疗化疗所致之白细胞减少症。具有显效快、副作用小、成本低、易被病人接受的特点，值得临床应用。

（河北省肿瘤研究联办肿瘤医院　高良等）

第二十六节　糖尿病

糖尿病是以多尿、多饮、多食，伴有急性感染，肺结核，动脉粥样硬化，肾和视网膜微血管病变及神经病变等，为一种常见的内分泌代谢病，基本病理改变是由于胰岛素绝对或相对不足引起糖、脂肪、蛋白质和继发的维生素、水、电解质等代谢紊乱，尿糖，血糖高等为其主要特征。目前诱因不明，普遍认为与遗传、多食、肥胖、感染、应激、妊娠、活动量有关。

本病属中医"消渴病"的范畴，临床分为上、中、下三消，病因病理主要为素体阴虚，饮食不节，过食肥甘，每因情志失调，劳欲过度，导致肾阴虚损，肺肾燥热，病延日久，阴损及阳，阴阳两虚。

足三里穴治疗糖尿病

王某，女，52岁，教师，1988年1月就诊。患者患糖尿病多年，医嘱严格控制饮食，长期不能吃糖和含糖较高的食物，致使形体消瘦，长期感到乏力，睡眠不好。

取穴：足三里。每日注入丹参注射液4ml，左右交替使用，每日1次，10次1疗程。3次治疗后，尿糖转多（卌），睡眠亦可，1个疗程后精神明显好转，症状减轻，两个疗程后，试吃含糖较高的食物后，尿糖测试为阴性。为巩固疗效，坚持第三个疗程，随访至今未发。

按：糖尿病，中医学称之为"消渴"。西医学认为胰岛素分泌减少或相对不足，影响机体糖分的利用，使血糖增加而致本病。足三里主治脏气虚惫，丹参入心肝二经，有破瘀血，生新血之效。

（四川省南充县第二中医院　蒲传奉）

第二十七节　高脂血症

为血浆中脂质浓度超过正常范围。血脂主要包括脂质和脂肪。类脂质主要是指甘油三酯。血浆中的胆固醇除来自食物外，肝及大肠也能合成。高脂蛋白是动脉粥样硬化的主要原因。动脉硬化可引起心、脑、血管疾病、胆石症，主要采用饮食疗法，以低糖食物为主，无效时可加些降脂药物。中医无此病名记载，可从肝、肾、脾三脏论治。

丰隆穴治疗高脂血症

李某，女，53岁，1987年5月27日入院。主诉：头痛，眩晕三年，近半年加重，头痛且胀，尤以后顶部为著，每于精神刺激诱发。曾经某院诊为"脑动脉硬化，高脂血症"，服活血化瘀，调气止痛类药物无明显效果。查体：形体肥胖，反应迟钝，面色㿠白，语音低弱，倦怠懒言，头痛头晕，遇劳加重，心悸怔忡，夜寐不宁，舌质胖嫩，边缘可见齿痕，苔薄白，脉沉细弱。心电图提示，窦性心动过缓，T波改变。血脂测定：胆固醇253mg%，β-脂蛋白753mg%，甘油三酯179mg%。

辨证分析：本病证属脾胃虚弱，中气不足，升降失调，浊阴不降，清阳不升，而为头晕头痛。营血亏虚，不养心神，故心悸怔忡，面色㿠白，倦怠乏力，脉道不充而为沉细弱脉。

取穴：丰隆。泻法。针刺足阳明胃经络穴丰隆，以健脾，升清阳，降痰浊。针刺丰隆 17 次，血脂降为胆固醇 195mg%，β-脂蛋白 678mg%，甘油三酯 99mg%，而诸症尽除，随访一年余安然无恙。

按：血脂蛋白过高症，多系痰浊瘀滞脉络所致。"久病入络，络病治血"，故凡瘀浊瘀滞脉络之慢性久病，取丰隆穴有降痰浊化瘀血之功。凡血脂蛋白高，动脉粥样硬化病人，多伴有形休肥胖，或善忘语迟，或思维迟钝，或痴呆嗜睡，或头胀眩晕等症状。胖人居多，瘦人亦有之，临床观察中可见，随着血脂数值日趋正常，上述症状亦随之好转或消除。实践证明，此症系痰浊滞留脉络为患无疑，在针刺双侧丰隆穴治疗中，一般一周后自觉症状好转，两周后空腹血脂大多数恢复正常数值，经半年反复者较多，但也有异常者，治疗后，胆固醇值较前上升者 5 例，β-脂蛋白上升者 9 例，甘油三酯上升者 2 例，其机理尚在研究探索。

（秦皇岛临床针灸研究所　王宝堂）

第二十八节　头　痛

本病为神经前位的常见症状。临床最常见的头痛为神经机能性头痛，伴有思想不能集中，记忆力减退，失眠等。此外还可见于血管性头痛，多伴有高血压，蛛网膜下腔出血，常急性发作，伴呕吐及脑膜刺激征。颅内高压性头痛，常伴有呕吐，咳嗽或用力时头痛加剧，后期痛是持续性。颅内炎证引起的头痛，常急性发作，为全头性剧痛，枕部严重，常伴有呕吐，多有急性感染症状，亦可有昏睡现象。头部局部病变，如眼、鼻、副鼻窦、齿、颈部、三叉神经痛等引起的头痛，亦可见有局部病灶的病变症状。

中医称之为"脑风"、"头风"、"骨风"等。临床分为外感头痛、风寒、风热、风湿头痛；内伤头痛分为肝阳上亢、肾虚、阴虚、气虚、痰浊、瘀血等头痛。

一、涌泉穴治疗头痛

盛某，男，48岁，1983年5月6日就诊。患者平时性情孤僻，善怒，多头昏，近来因为家庭纠纷争吵，当夜便觉头痛如裂，经肌注安痛定、鲁米那等药，缓解数小时后疼痛如故，症见患者两手抱头，并以拳击之，表情痛苦，呻吟，舌质红，苔薄白而干，中心黄燥，脉弦数。临床诊断：神经性头痛，中医证属肾水不足，肝阳偏亢。治拟滋肾阴以平肝潜阳。

取穴：双侧涌泉。取28号毫针，用提插捻转泻法，4分钟后疼痛缓解，7分钟后疼痛全除，留针30分钟出针，令患者卧床休息。夜半头痛复发，再行前法针刺之，针刺3次，患者自述头清神爽，痛止告愈。

按：涌泉穴属足少阴肾经之井穴，贯脊通督脉，肝肾同源，肝脉上络交巅，相互资生，针刺涌泉穴，具有滋肾平肝潜阳，引火下行之功。

（四川达竹矿务局白腊坪煤矿职工医院　谢忠志）

二、丰隆穴治疗头痛

王某，女，59岁。主诉：后头痛5年余，时轻时重，曾在神经专科医院进行诊治，疗效不显。近日来发作频繁，头痛头晕加重，伴有食欲不振，失眠，四肢乏力等，脉沉细，苔白。临床诊断：神经性头痛。中医辨证，因操劳过度，气血阻滞太阳经脉所致。

取穴：丰隆，泻法，留针30分钟。四次治愈。

（江苏省句容县中医院针灸科　朱跃平）

第二十九节　偏头痛

本病是一种血管舒缩功能障碍引起的发作性头痛，亦称血管神经性头痛。多始于青春期，常有家族史。常见于行经、疲劳、情绪等诱因。发作前可有视觉闪光，暗点，偏盲，暂时性失语，半身麻木或运动障碍等先兆，一般15~20分钟。头痛呈周期性发作，每次4~48小时，少见数天，伴有烦躁、恶心、呕吐、畏光、面色苍白等。少数可见眼肌麻痹，瞳孔两侧大小不等；临床中应注意鉴别脑肿瘤、脑动脉瘤或血管畸形症状性偏头痛。病因不明，一般认为可能与调节血管运动有关的中枢神经部分功能失调有关。

中医称之为"偏头风"，多系肝经风火所致。

一、搭肩穴治疗偏头痛

王某，男，39岁，干部，1972年10月26日就诊。患者自述右侧偏头痛两年余，发作时头痛如炸，痛连目系，甚则上攻巅顶乃至弥漫整个头部，短则一二十分钟，长则数天不解，痛楚非常，精神压力大。曾在开封某医院进行脑电图检查诊断为"血管性头痛"。就诊时症见：头痛连及右眼酸麻胀，视物不清，面容痛苦，暴作如锯直入，痛连目系，形体消瘦，舌质红，脉弦。中医辨证：肝阳上亢。治以清泻肝火，祛风解痉止痛。

取穴：右侧搭肩穴。取穴方法：令患者取坐位，以患者手搭对侧肩背处，即中指尖处为此穴。用1.5寸毫针向下内侧刺入1寸左右，采用捻转平补平泻法，肩部酸胀，头痛立愈，3年随访未见复发。

按："搭肩穴"为胸神经第1、2后支的侧支分布，针刺该穴起到调节血管神经，改善血液循环，缓解痉挛，以达镇痛之效。

（河南睢县中医院　聂汉云等）

二、外关穴治疗血管性头痛

陈某，女，50岁，1986年5月18日就诊。主诉：前额部阵发性头痛反复发作1年余，情绪激动或劳累后头痛即可发作，以前额部阵发性搏动性疼痛为主，伴有头昏恶心，服药治疗未见好转。临床诊断：血管性头痛。

取穴：左外关，手法为泻法，一次后头痛症状消失，头昏减轻，以后每日一次，留针15分钟，六次治愈，半年随访未复发。

按：外关穴系手少阳三焦经之络穴，别走心主手厥阴经，也是八脉交会穴之一，通阳维脉，为临床常用之要穴。

（江西兴国县人民医院　张继耀）

三、扭伤穴治疗外伤性头痛

黎某，女，40岁。头部受伤后昏迷30分钟，出血两小时后急诊入院，查头后部皮肤裂伤2cm×1cm，局部肿胀，出血，压痛，口鼻内布满血迹，耳内有血液渗出，NS（－）。诊为颅内出血，经过抗生素、止血、输氧、输液治疗，病情稳定，一个月后，仅有头额及双眼眶剧痛，畏光，食少纳差，睡眠欠佳，遂穴位注射麝香注射液3ml，头痛明显好转，5天后头痛消失，仅有头晕，稍有畏光。

治疗方法：双侧第4、5掌骨根部交叉处取穴，选用药物，麝香注射液2ml 2支。用注射器抽药液4ml，常规消毒，从掌侧斜刺入第4、5骨交叉部，针尖触及骨膜位，退回少许，回抽无血，即可注入药液，药液量以病人不能忍耐疼痛为良，1~4ml不等，注射一次即为一疗程，隔5~7日不愈者，再进行第二疗程。

按：清·王清任《医林改错》以麝香为主制定通窍活血汤治疗瘀血头痛，效验颇彰，但苦于药源紧张，难于施用。笔者遂借鉴他人之经验，用随处可购之麝香注射液穴位用药代替，所用病例均经1~2次注射即愈，确有立竿见影之效。

（湖南邵阳县中医院　刘银军）

四、中平穴治疗神经性头痛

张某，女，36岁，北京某中学教师。1990年12月6日就诊。主诉：右侧偏头痛两周。经脑电图、脑血流图检查，神经内科会诊，诊断为神经性头痛。采用整体平衡针刺疗法，取左侧中平穴。患者取坐位，局部常规消毒，采用28号毫针2.5寸一根，行直刺法，手法为泻法。病人自述针感向足趾放射，头疼显著减轻。经连续治疗 5 次，临床治愈。1991 年 11 月随访未见复发。

五、安眠穴治疗血管性头痛

郑某，女，47 岁，1990 年 10 月 21 日就诊。素有血管性头痛史，发作无定时已 20 余年，现头晕头痛欲裂，以太阳穴及巅顶为著，恶心欲吐，目胀耳鸣，心烦不眠，舌红苔薄，脉弦数，针安眠穴，每日一次，又配神门以泻心火，合中药治疗 10 天，而收全功。

按：安眠穴为奇穴，在足少阳胆经循行范围之内。肝胆互为表里，故取此穴，又可起到泻肝清火，舒肝解郁，平肝潜阳之效。为提高疗效，针刺安眠穴时，应注意以下几点：①取穴要准确，如偏上 5 分，则兴奋，偏下 5 分则针感向耳，而无安眠之效。②进针深度一般在 1.5～2 寸，达不到深度，局部胀，无感传，疗效差。③针感应至头维处，效果最佳，一般针后在 10 分钟内，头部应出现昏沉感，个别病人带针即能入睡。

（山东惠民地区中医院　杜连澎）

第三十节　癔症性昏厥

癔症性昏厥是癔症病（歇斯底里发作的一种类型），多发生于精神因素作用以后，呈阵发性发作，女性尤为多见。临床症状分为两类。精神障碍型：其特点为情感色彩浓厚，夸张而做作，易受暗示。病人常有大哭大笑，大喊大叫，蹬足捶胸，装模作样等表现。躯体机能障碍型：包括运动障碍（亦称癔症性瘫痪）、感觉障碍（视觉、听觉障碍；有的喉部异物感）、植物神经系统机能障碍。

本病属于中医"妇人脏躁"、"厥证"等范畴。多由情志不调，抑郁恼怒，肝郁化火，心肝火旺，下及胃阴，阴愈亏则火愈旺，脏失滋涵而致病。亦可挟气、痰、湿、瘀为患。

一、少商穴治疗癔症性昏厥

曹某，女，25 岁，已婚，农民，1982 年 12 月 6 日零时就诊。患者全身僵直，双目紧闭，屏气，面色潮红，肢体活动出现抵抗，病理反射未引出，瞳孔对光反射正常，脉搏沉细，舌质淡红，苔薄白。诊断为癔症性昏厥。证属气滞郁结，痰蔽清窍。宜疏肝解郁，醒神开窍。处方：取少商放血，针刺合谷，内关强刺激，几分钟后症状缓解。

按：癔病亦属中医"厥证"范畴。肝在志为怒，情志不调，郁怒损肝，疏泄不及，经脉阻滞，肝气挟火挟痰蒙蔽清窍，取其少商穴，以通达脏腑，配内关、合谷醒神开窍，故窍通病自愈。

西医学研究少商穴正中神经的指掌侧固有动脉分支。针刺通过皮肤、皮下组织，通过神经的传导达到清热泻火醒神开窍之效。

二、翳明穴治疗癔症性昏厥

王某，女，31岁，工人，于1985年10月5日就诊。患者因家事争吵，于夜间2点开始口目紧张，伸足握掌，呼之不应，于早6时家人来我所急请出诊。查体：血压110/74mmHg，心率74次/分，体温36.5℃，脉细沉弦，手足不温，观其人中穴已被家人掐得红肿。临床诊断为癔症性昏厥。急取翳明穴，重手法揉按十秒钟，患者呼痛，再十秒钟神志清醒，能配合治疗，当即而愈。

翳明穴位于耳垂后凹陷中，翳风穴前五分，以指压其处有酸胀感传至腮为其穴。医生两手大指尖压在穴上施揉按手法，可根据患者的症情轻重掌握刺激度，症轻轻揉按，症重重揉按，直至患者神志清醒为度。一般在5~10秒钟内患者即可苏醒，最长时间不过30秒。

按：癔症性昏厥属于中医"厥症"、"妇人脏躁"之范畴，为针灸的临床急症。用指针翳明穴具有简、便、廉、验和患者苏醒快的优点，除能治癔症晕厥，还可用于各类急性厥症、休克、神经性抽搐、晕针、晕车等。但本法主要作用是使厥症复苏，如患者有其他疾病，待复苏后必须对症治疗。

（内蒙古霍林郭勒市济生针灸所　王贵义）

第三十一节　癔症性瘫痪

癔症性瘫痪是临床常见的神经官能症状之一，常见有单瘫、偏瘫或截瘫，程度轻重不等，无上下运动神经元损害体征，腱反射正常，椎体束征阴性，虽长期瘫痪而无明显的肌萎缩，亦无大小便障碍，中医属"厥证"、"哑风"、"奔豚"、"梅核气"等范畴。

涌泉穴治疗癔症性瘫痪

杨某，女，62岁，1987年4月20日就诊。1986年6月中旬，因丧偶悲痛，突发昏卧不省人事，周身抽搐，经乡医院抢救后苏醒，四肢弱软无力，阵发性抽搐，住院治疗两月余，上肢能轻微抬举，下肢可站立，但不能行走。如闻关门声或高声说话即发抽搐，辗转多处，治疗无效，病人自述精神尚可，性情急躁易怒，饮食尚可，二便正常，舌质红，苔薄黄，脉弦细，上肢肌力Ⅱ级，下肢肌力Ⅰ级，肌张力减弱，神经系统检查无异常，诊断为"癔症性瘫痪"，乃因情志不遂，气机逆乱，窍闭络阻，内风妄动所致。

取穴：涌泉穴行强刺激，进针后下肢即稍微蜷动，五分钟后起针，自感下肢有力，未再抽搐，次日行针后可弃针在室内行走数步，第三日到室外活动自如，经随访一年，未再复发。

（河南济源市中医院　郑宣能　魏道雷）

第三十二节　肋间神经痛

肋间神经痛是以肋间神经炎证所致，多见于脊椎肥大，胁肋疼痛，痛连背部，俯仰时牵引痛，胸椎有压痛点，以往有关节炎或脊椎疼痛史，中医辨证为瘀阻脉络，多有挫伤史，胁痛固定不移，按之更剧，肝气郁结，痛无定处，疼痛呈束带状或针刺样，时作时休，劳累加剧。

一、外关穴治疗肋间神经痛

患者，男，30岁。1988年10月4日早晨起床后感到左侧肋部隐痛，继之活动受限，重时深呼吸或咳嗽时疼痛加剧，疼痛部位在第六肋间，局部无红肿及压痛，四肢运动正常，心肺（－），肝脾未及，舌淡苔薄、脉弦，心电图及胸透未见异常，诊断为肋间神经痛。

取穴：左侧外关穴，疼痛缓解，留针30分钟后临床治愈。

（河北平泉县中医院　杨剑侠）

二、椎旁点治疗肋间神经痛

刘某，女，48岁。近四天来右侧胸痛，呈刺痛和烧灼样疼痛，贴伤湿止痛膏和口服止痛片，疼痛不减，于1985年7月6日来我院就诊。体检：血常规、X光胸透均未见异常，诊断为肋间神经痛。

取穴：胸椎3、4、5右侧旁开0.5寸，针直内刺1寸，经三次治疗痊愈。

第三十三节　反应性精神病

本病是直接由精神创伤所引起的功能性精神病，主要临床特点，病前有急骤或持久的精神创伤，其精神症状与病前精神创伤的内容一致，而以相应强烈的情感体验表现出来。一般发病急，表现为"木僵状态"或为剧烈的精神运动性兴奋和各种杂乱行为，如情绪激动，吵闹不安，哭笑高歌，狂笑奔跑，毁物自伤，伤人等，躯体可见有颤抖，面色潮红或苍白，心跳加快，出汗，瞳孔扩张等植物神经功能失调的表现，病程一般较短，预后良好，不留残缺的症状。

百会穴治疗反应性精神病

胡某，男，22岁，工人，1986年4月23日就诊。家属代诉：发病5天，病人因工作失误受领导批评，思虑过度，情绪抑郁，初则失眠，继而情感麻木，甚则答非所问，服氯丙嗪等无效。体检：精神痴呆，面红目赤，两手扰动不休，步履不稳，问之不语，舌苔黄腻，脉弦数。西医诊断为"反应性精神病"，中医诊断为痰火上扰蒙闭清窍，治以泻火开窍法。

取穴：百会穴，逆经斜刺，用泻法，留针 20 分钟，隔 3 分钟行针一次，起针后患者即感头清，躁扰之举明显减轻，治疗一个疗程后，患者神志清楚，知情达理，临床治愈。

按：百会穴为手足三阳经和督脉之会穴，位处巅顶，为诸阳热所聚之所，对疾病之治疗百会穴具有既可补，又可泻的双向调节作用。精神之疾多为火热炽盛，灼津为痰，上蒙清窍，精之为耗，神之为扰，对于阳热炽盛的精神疾患，刺之则泻火开窍，热除神安，对于气血虚热，神失所养而昏昏然者，刺之则血随气升充髓濡神，通阳升窍，而脑清神明。

（新野县公疗门诊部　杜岁增）

第三十四节　乙型脑炎后遗症

乙型脑炎后遗症系由流行性乙型脑炎经抢救治疗后遗留的后遗症。临床以神志迟钝、痴呆、失语、失聪、吞咽困难、颜面瘫痪、四肢强直性瘫痪等为主要症状，中医认为多由阴津亏损，虚风内动，脉络瘀阻等原因所致。

头针治疗脑炎后遗症

姚某，男，一岁半。1984 年 12 月患中毒性脑炎，经药物治疗后病情稳定，17 天后转入我科治疗。患儿精神好，意识清，会哭笑，能理解大人的言语，颜面无特殊，四肢肌张力高，以左侧明显，右侧肌力 Ⅲ 级，左侧肌力 Ⅱ 级，颈部强直，给予二级交替使用。第一疗程后上肢可抬高 40°，可以摆动。第二疗程后，下肢可站立，能扶物走几步。第三疗程后，上肢可持物，但仍无力，有人扶持可以行走。经六个疗程治疗，患儿智力、说话均已恢复正常，肢体活动自如。随访两年一切正常。

治疗方法：一组以运动感觉区为主，语言不清者加语言区；一组以百会、四神聪为主，痴呆者加情感区，癫痫者加震颤区、平衡区、颞区。每日1次，每次1小时，20次1疗程。

按：对脑炎后遗症，用头针进行两组交替治疗后效果明显，四神聪虽属奇穴，但位于督脉和足太阳膀胱经循行线上，这两条经脉均循行头部入脑。手足三阳经脉皆循行头部，我们联合应用百会、四神聪、颞区效果较好，可以增强记忆力，改善对外环境，加强理解，加速连贯性语和数的概念，脑炎特别是弛缓性偏瘫，都使肌力增高，使大动作和精神动作发生困难。所以在一组内加平衡区，即能较快取效。头部穴位还有调节和振奋全身阳气的作用。所以，对脑炎后遗症、中风后遗症、脑发育不全、延髓麻痹等病及神志疾患亦有较好的疗效。

（山东泰安第88医院　翟绪璞）

第三十五节　中　暑

中暑是在高温伴高湿或烈日暴晒的环境下，身体通过一系列调节还不能够支持体热平衡，而大量蓄积余热，使体温调节中枢及排汗功能衰竭，引起体温升高，循环衰竭，水盐代谢紊乱等一系列临床表现称为中暑。中医称之为"暑厥"、"暑风"。

少商穴治疗中暑

李某，男，21岁，农场生产连战士。就诊日期1977年8月20日，天气异常闷热，患者早上未吃饭，至中午时，因出汗过多，出现头目晕痛，心悸，身热汗出，口渴，烦躁不安，于回营途中昏倒。脉细数，舌质红，苔薄黄。诊断为中暑。为暑热病邪入里，内陷心包所致，拟益气解暑，醒神开窍。处方以少商穴配十二井、人中强刺激，继之病人神志清醒，为巩固疗效给予藿香正气水等药调之。

按：中暑俗称"发痧"。多为高温对人体的综合作用产生不良影响的严重后果。中医学认为中暑是感受暑热或湿秽浊之气，邪热内郁，蒙闭清窍而成，属于急症范畴，甚则动风痉厥，体虚者易耗伤津气，易致虚脱。取其十二井，尤其少商，肺经为脏腑之华盖，通其脏腑，疗其十二经络。

第三十六节　面神经麻痹

面神经麻痹又称为面瘫，是由面神经炎所致的一种面部疾病。常见于周围性面瘫，多在 20~40 岁，以男性略多。临床表现口角歪斜，面肌麻痹，患侧眼裂较大，鼻唇沟变浅，口角低不能皱额，闭目不紧，鼓腮时患侧漏气，不能吹口哨，患侧不能露齿，咀嚼食物常潴留于患侧，饮食、漱口时水由患侧口角漏出。部分病人伴有舌前三分之二味觉减退，两个月以上往往留有面肌痉挛，面肌萎缩等后遗症。其病因主要为炎症（面神经炎）。其他可有血管性（颅底骨折、乳突或面部手术损伤所致）、肿瘤性（听神经纤维瘤）面瘫等。

属中医"中风"范畴，主要病因为正气不足，营血俱虚，络脉空虚，风邪入经络所致。

一、面瘫奇穴治疗面神经麻痹

刘某，女，20 岁，卫生员战士，1988 年 12 月 7 日就诊。主诉：面瘫 3 小时，早上起床时，洗脸被战友发现嘴歪，两周前发现中耳炎至今未愈。检查嘴偏向右侧，鼻唇沟变浅，鼓腮轻度漏气，临床诊断为周期性面神经麻痹。针刺右侧面瘫奇穴，采用 28 号 1 寸毫针一根，局部常规消毒，行斜刺法，针感酸麻向颈面部传导，10 分钟后起针，一次治愈。

张某，女，58 岁，退休职工，1988 年 11 月 10 日就诊，主诉：面瘫三年，经三家医院中西医治疗效果不佳。检查：嘴歪口斜偏向右侧，皱纹额纹消失，上眼睑下垂，鼻唇沟消失，饮水外漏，鼓腮漏气，不能吹口哨，临床诊断为面神经炎。针刺右侧面瘫奇穴，局部常规消毒，行强刺激，针感明显向颈部传导，留针 40 分钟，同时指压双侧风池穴、瞳子髎、听会、人中、牙痛奇穴、合谷、太冲穴，一个疗程症状明显减轻，两个疗程临床治愈。

按：面瘫奇穴取穴的理论依据是，此穴位于肩部的手阳明大肠经和足少阳胆经的交叉点，即锁骨外上沿的斜上 1 寸处。手阳明大肠经的落脚点位于足阳明胃经的交叉穴迎香，足少阳胆经的落脚点位于眼轮匝肌，颧面神经，颧颞神经，面神经的颞额支分支（瞳子）。一穴既可达到治疗眼歪，亦可达到治疗口斜的目的。

二、丰隆穴治疗面神经麻痹

杨某，男，63 岁，1988 年 10 月 4 日就诊。主诉：两天前早上起床后，感觉右侧面部麻木，发紧，未在意，今日早饭后，感觉右眼不能闭合，嘴歪流口水。检查：右侧面部肌肉松弛，口角歪向左侧，右侧露睛，流泪，额纹消失，不能鼓腮吹气，吃饭时，食物塞于颊部，耳后略有疼痛，味觉正常。舌苔薄白，脉沉紧无力。诊断为面瘫（周围性）。宜祛风散寒，疏利经气。

取穴：丰隆穴。先后治疗 10 次而愈，随访半年未复发。

按：面瘫属中医学"口眼歪斜"、"口僻"的范畴，多因气血虚弱，经络空虚，感受外邪所致，《灵枢·经筋》篇说，"足之阳明之……筋急则口目为僻"，指出了该病主要是足阳明的病变。《金匮要略》说："喎斜不遂，邪在于络。"故取丰隆足阳明经之络穴治疗，疏通足阳明之经气，收补益气血，疏散外邪。本病因"筋急"而致"咀僻"，所以病位在"筋"，故需深刺方能及位。本法取穴少，且又不在面部针刺，患者痛苦小，而愿意接受治疗。

（河南新乡市第二人民医院　王宪利）

三、下关穴治疗面神经麻痹

刘某，男，17 岁，学生，1981 年 2 月 28 日就诊。主诉：嘴向右歪两天。患者于前天晚上洗澡后感到左侧面部不适，次日起床后发现左眼闭合不全，嘴歪向右侧，口唇活动不灵，漱口时水从左口角流出，同时伴有耳部疼痛，过去无重要病史。

查：发育正常，营养好，面部两侧不对称，鼓气皱额功能障碍，左鼻唇沟消失，诊为左面瘫。

取穴：患侧下关穴。进针 1.5 寸，然后点燃 1 寸长艾条，每日一次，10 次为一疗程。温灸后病人面部胀痛明显减轻，先后温针 7 次而愈，一年后随访未复发。

（山东梁山县人民医院　张瑞英）

四、地仓穴治疗面神经麻痹

杨某，女，26 岁，鸡西矿务局建筑处工人，于 1986 年 1 月 23 日就诊。主诉：患左侧面神经炎 62 天。查：额纹消失，左侧睑裂扩大，巩膜外露，鼻唇沟平坦，口角下垂，口向右侧歪斜，口角流涎，不能做皱眉，鼓腮，吹口哨等动作，脉滑紧。

取穴：患侧地仓内侧，用手触摸有硬结处，用三棱针或粗毫针施点刺法，以微出血为度。若出血不畅，可令患者吮吸将血吸出，每隔 5~7 日针一次，治愈为止。第一次治疗睑裂缩小，自觉左侧面部轻松；经二次治疗口歪明显好转，睑裂缩小，鼻唇沟出现，经四次治疗，临床治愈。

按：针刺放血疗法能使局部血流加快，营养改善，毛细血管渗透性增强，使血中有形成分渗出，故具有消炎镇痛解痉作用。其次促进面肌正常功能的恢复，对治疗或预防面肌萎缩，面肌痉挛等症有效。

（鸡西矿务局建井处医院　宋秀芝）

五、割治疗法治疗面神经麻痹

杨某，男，20 岁。乘车后自觉面部着凉，出现右侧周围性面神经麻痹，病后两天来诊。

治疗方法：割治前先让患者张口，用 2% 碘酒，75% 酒精消毒两侧颊部黏膜，然后用手术刀片在两侧颊部距口角 4cm 处，做纵行切口约 1cm 宽 2mm 深，放出少量瘀血，用消毒干棉球清洁后嘱患者闭口，禁食 2~3 小时，保持口腔内卫生，防止感染，5~7 天割治一次。治疗两个月后，基本治愈。

（吉林省通化县人民医院　刘衍富　鲁方玖　徐景阜）

六、翳风穴治疗面神经麻痹

宋某，女，19岁，1990年10月就诊。发病前两天外出乘车，靠车窗而坐，凉风拂面，次日晨起床洗脸时，感右面麻木不适，活动不能，口角漏水，嘴歪向左侧，即来院求治，查患侧额纹变浅，闭目露睛，角膜反射消失，不能皱眉，吹口哨，口角下垂被牵向健侧，流涎漏水漏气，证属风寒痹阻，经筋失养，肌肉弛缓不收而为病。宜祛风散寒，温经通络。每天重灸翳风穴一次，每次20～30分钟，热力以能耐受为度，并嘱每早洗脸时，面部热敷。连治七天后，面部表情肌开始恢复活动，再悬灸七天面瘫痊愈。

（成都中医学院附院　梁琼瑛）

第三十七节　面肌痉挛

面肌痉挛是以面部肌肉呈阵发性不规则不自主的抽搐，通常局限于眼睑或颊部，严重时可波及整个患侧面部，一般多发生于一侧，神经紧张，疲劳过度及睡眠不足可使病情加重，入睡后即可停止发作。

中医认为，邪之所凑，其气必虚，风寒之邪，侵袭肌表为之原因，其次为阴虚阳亢，风阳上扰清窍，情志抑郁致气滞血瘀，脾虚湿盛，痰火上扰，或气血不足，肝肾阴虚等。

一、后溪穴治疗面肌痉挛

刘某，女，31岁，于1971年4月24日就诊。主诉：右侧面部抽搐9天，自述由于本月15日因与爱人发生口角，不思饮食，失眠，哭闹不休，于当日下午突然感到右侧面部肌肉不由自主的徐徐抽动，随之出现阵发性面肌痉挛，眼睑上下抽搐，嘴角连续向右外侧斜抽动10分钟左右，每分钟几十次，曾用中药与针灸治疗，症状不减，临床诊断为右侧面肌痉挛。

取穴：后溪穴（透劳宫）。进针反复轻提插约2分钟后，自觉症状减轻，面部紧皱感也逐渐消失，十分钟后抽搐停止，留针 20 分钟。每日一次，连续治疗五天而愈，随访两年未见复发。

（黑龙江甘南县人民医院　刘德福）

二、颧髎穴治疗面肌痉挛

陈某，女，30 岁，1989 年 9 月 12 日就诊。左侧面部肌肉跳动半年多，经某医院诊断为面肌痉挛，经针灸治疗 50 次无效。检查：左侧面肌呈阵发性不自主抽搐，尤以颧部为甚，精神紧张时抽搐加剧。舌苔淡白，脉沉细。诊断为面肌痉挛。经治两个疗程而愈，随访半年未复发。

治疗方法：患者仰卧位，病侧面部穴位常规消毒后，取 30 号 3 寸毫针输刺颧髎穴，即快速直刺到骨，起针时将针垂直起出，以消毒棉球按压，并根据病情配用阳白、太阳、四白、颊车、地仓等穴，留针半小时，每日 1 次，10 次为 1 疗程。

按：该病主要表现为面部肌肉呈阵发性。不规则、不自主地抽搐，通常局限于眼睑、颧颊、口角等部位，而面部的经脉循行以手太阳经为多，又《内经》"肾病者，颧与颜黑，"可见颧部的病变与肾有关。《灵枢·官针》："输刺者，直入直出，深内至骨……此肾之应也"。因此选用手太阳经之颧髎穴为主。

（王宪利）

三、翳风穴治疗面肌痉挛

治疗方法：患者取侧卧位，患侧向上，在翳风穴处常规消毒，让患者微开口，取 2 寸毫针直刺表皮下 1 寸左右时调节针尖深度，沿乳突沟进入茎乳突孔，其深度在 1.5 寸左右，病人诉有耳痛感，同时捻针 4~5 分钟，隔 15 分钟行针一次，每日一次，十次为一疗程。

按：手少阳三焦经行至翳风穴处，一支沿耳后直上，出于耳上方，再经颞额部下行面颊到眼眶之下，另一支进入耳中出走耳前，与前支脉交叉于面颊部到达外眦，与足少阳经联结。面肌痉挛通常以眼轮匝肌开始，可逐渐向下半部面肌发展，抽搐部位实为少阳经循行之所，而翳风穴又为循行之枢，枢机不利则发有定时，针刺风可和解少阳，通行气血达到解痉的目的。

（江苏扬中县人民医院　叶森）

第三十八节　三叉神经痛

三叉神经痛系指在三叉神经分布范围内反复出现的阵发性短暂的剧烈疼痛，无感觉缺失神经传导功能障碍的表现，多发生于40岁以上女性。疼痛分布严格限于三叉神经感觉供应区内，不扩散至后头部，呈反复发作和自行缓解，发作期可出现阵发性如刀割、钻刺、火灼闪电样剧烈疼痛，频率一次或一分钟数次。有的病人常因剧痛反射性地引起同侧面部肌肉抽搐以及皮肤潮红、眼结膜充血、流泪或流涎等。发作期涉及面颌或舌运动的说话、吞咽、刷牙、洗脸，甚则微风拂面皆可诱发阵痛。

病因目前未明了，属于中医"头痛"、"头风"之范畴。外因可有风寒湿热等，但以风邪为主。内因可有肝阳上亢、肾虚、血虚、痰浊、瘀血等病因而致。

一、止痛灵穴治疗三叉神经痛

王某，女，54岁，工人，1985年7月15日就诊。患者有三叉神经痛已3年，多在第二、三支分布区，刷牙、洗脸、进食、讲话均诱发疼痛，曾经多家医院治疗或自买去痛片服用亦未见明显好转，近10天发作频繁，日发十余次阵痛，每次约10多分钟，疼痛难忍，面黄、苔黄、脉沉数，后转来针刺治疗，取止痛灵穴（健侧），施龙虎交战手法，辅刺下关透颊车1日针1次，留针25分钟，每隔5分钟行1次，刺2次后疼痛基本消失，为巩固疗效，又刺五次痊愈，随访4年未复发。

治疗方法：主穴：止痛灵健侧（屈肘成90°，在曲池前、下各 1 寸，距手三里 2 寸处）。辅穴：一支痛加太阳，二支痛加下关，三支痛颊车。操作方法：止痛灵穴，用 30 号 3 寸毫针直刺，得气后行龙虎交战手法，使针感放散至肩峰上为佳。太阳用 30 号毫针，呈 30°角向下关方向刺寸余，以针下酸胀感为度。下关用 30 号毫针，针尖以 85°角向后下方，朝对侧乳突方向刺 1 寸左右，使酸胀感扩散至耳区，颊车用 32 号针沿皮透刺地仓，以局部酸胀或向周围扩散为宜，留针 20~30 分钟，5 分钟行针 1 次，行补泻兼施手法，日针 1 次，10 次 1 疗程。

按：①三叉神经痛属祖国医学的"偏头风"，"头风"、"眉棱骨痛"、"面痛"等范畴。其病因病机尚未明确，但多数认为与风毒之邪袭于阳明经脉，气血痹阻不通有关，如秦伯未在《中医临证备要》中称三阳经偏头痛。②自拟止痛灵穴为主，治疗三叉神经痛，是笔者从 1984 年以来在临床实践中摸索出来的经验穴。该穴既不属于手阳明大肠经，也不属于手少阳三焦经，位于手三阳经的循行区域，此穴具有清热镇痛，疏通经络，调和气血等功能。

（山东滕州市酿酒总厂卫生所　袁永珍）

二、三孔穴治疗三叉神经痛

臧某，女，62 岁，1988 年 3 月 2 日就诊。患者 10 天前因家庭纠纷大怒而突发左侧面部疼痛，呈阵发性，刀割样剧痛，范围在上颌及下颌部，鼻唇旁，下唇处不能触碰，一触即痛，进食、说话、洗脸、刷牙、甚至打呵欠均能诱发，日发作 10 余次，持续 1~2 分钟，曾在某医院诊为三叉神经痛，服西药止痛及注射维生素 B_1、B_2 无效。就诊时患者口干口臭，舌干，面赤，眼赤流泪，舌苔黄厚，脉弦滑数。诊断为第 2、3 支三叉神经痛，证属肝阳上亢，肝胃郁热型。用上法治疗 1 次后疼痛减轻。一个疗程后发作次数减少（日 2~3 次），疼痛锐减，余症亦减，二个疗程后疼痛消失而愈。

取穴：主穴取三孔穴。第 1 支取眶上孔鱼腰穴，第 2 支取眶下孔四白穴，第 3 支取颏孔承浆穴。

按：三叉神经痛属中医"面痛"范畴，主要为足阳明经络受风热之邪侵袭，气血凝滞不通则痛。取三孔穴可疏通足阳明经络，使之气血畅通。所选三孔穴按神经分布取之，针刺时必须刺入孔内，直接刺激各患支，因此刺激量要强，才能取效。由于本病易反复发作，情绪受刺激后最易诱发，所以要注意调摄情志，不要悲怒急躁。

（天津西郊医院针灸科　吴奇方）

第三十九节　中风后遗症

本病主要是由脑血管意外经过抢救之后留下的半身不遂，言语不清，口眼㖞斜等中风后遗症。主要是脑组织缺血或受血肿压迫，而使脑组织功能受损。脑出血部位大多数在内囊，可造成对侧松弛偏瘫，左半球出血可伴有失语，随时间进展，下肢比上肢恢复亦早，近端比远端恢复亦好，手指精细动作的恢复最迟最差。

中医认为本病是由中风之后气虚血瘀，脉络瘀阻，风痰阻络，或肝肾亏虚，精血不足，筋骨失养所致。

一、睛明上下穴治疗中风后遗症

王某，男，39岁，1990年5月4日因脑血栓形成入院，经综合治疗后，病情稳定，左侧偏瘫，肢体肌肉抽动，可在床上拖动或内收外展，5月22日，施刺双侧睛明上下穴。

取穴：睛明上穴，目内眦外上五分处，睛明下穴，目内眦外下五分处，当即左下肢可抬高50cm以上，能离床行走，经四次治疗后，步履如常，告愈出院。

按：脑血栓形成，脑出血，脑栓塞，属祖国医学中风范畴。病势凶险，可由诸多原因导致痰血瘀滞，脉络受阻，大脑皮层得不到"运行脉中"的正常血液供给，产生各种临床症状和半身瘫痪，本组病例采用下穴是阴跷脉的终止点，睛明上穴是阳跷脉循行眼周的一个重要穴位。笔者针刺此穴治疗偏瘫曾多次发现跷脉的感传现象，其起止点与循行部位与古典医籍中的记载相同，因此认定是治疗半身瘫痪的特异穴。

《针灸大成》云："阳跷……主肩背腰腿在表之病，阴跷……去心腹胁肋在里之疾"。王雪苔说："阴跷脉……维持下肢内侧肌群的运动，阳跷脉……维持下肢外侧肌群的运动"。经曰："病不知所痛，二跷为上"。跷脉是奇经八脉中两条经脉，对十二经的气血起着协调作用，所以针刺此穴可使瘫痪的肢体功能迅速恢复或改善。

禁忌证：多发性脑栓塞意识不清者，风心病重度房颤、重度传导阻滞、严重心律不齐：频发心绞痛、严重出血倾向者。

（辽宁营口市中医院　冷雁德）

二、人迎穴治疗中风偏瘫

吕某，男，52 岁，1989 年 9 月 5 日入院。患者平素血压偏高，9 月 4 日上午因口舌生气，突感头晕头痛，继而口眼㖞斜，右半身偏瘫，神志清楚，语言謇涩。检查：血压 22.7/16.0kPa，口角舌体向左侧歪斜，鼻唇沟变浅，右侧肢体肌肉松弛，右手握力消失，右腿不能屈伸，右侧肢体肌力Ⅰ度，诊断为脑血栓形成。经针刺 5 次，偏瘫完全恢复，肢体活力自如，语言流利，主要症状消失，即告痊愈。

治疗方法：①部位。令患者仰卧位，颈下放一枕头，使头尽力后仰，将颈前部充分暴露，在喉头结节上缘引一横线，在胸锁乳突肌的前缘，手指触及有很强搏动的颈动脉处做标记消毒。②针刺。用左手食指和中指，把胸锁乳突肌和颈动脉拉向外侧，右手拇指和食指持针的尖端，在标记部位，把针直刺4~5cm 深，则有（酸麻热胀）传感，捻针约 1 分钟（视病情而定），一般不留针，每日一次，针刺时鼓动病人患侧配合治疗，尽量做屈伸运动。③针刺时注意事项：针刺时仰卧位；穿刺时部位和针应消毒；用 28 号 3 寸不锈钢针，针刺一定要达4~5cm，否则效果不佳；捻针时注意勿提插，以免穿破血管造成内流血，年老有动脉硬化者，取针后应在局部加压揉压几下，以防渗血造成血肿（因为年老，有动脉硬化者，血管弹性差，误穿入血管中，故易渗血）；揉压针刺局部时，一定手法柔和，如手法太重，易引起窦反射，诱发晕厥，当发生晕厥时，速把患者置于头低部位，足位抬高，则很快恢复。

按：据"机体调节疗法"一文及有关材料论述，当脑血管阻塞时，它所供应的脑组织，若侧支供应不足，则成缺血缺氧状态，引起脑组织的损害及机能丧失，尤其严重的是病灶常通过神经反射，使邻近的正常脑血管产生病理性痉挛，而这种病理性痉挛较血管阻塞所致的损害更为严重和广泛。除以上病理变化外，中枢神经系统调节全身代谢过程，也受到影响。人迎穴针刺部位，从解剖学来看，处针刺颈交感神经干颈上神经节，这一疗法的刺激冲动，向上传至脑干血管中枢，它不仅抑制或中断病灶处传出的劣性刺激，而更重要的是通过一系列机能调节，达到机体平衡，改善大脑缺血缺氧状态，扩张脑血管，改变血管阻力，加速血流量，同时也解除因脑血流滞缓所引起的脑水肿和脑功能恶化，解除受压迫的脑神经血管，促进大脑机能恢复。通过临床体会到，针刺人迎穴治疗中风瘫痪，效果尚满意。但必须操作方法得当，取得病人的配合，针刺时患者必须相应地活动患侧肢体，平素须经常作肢体功能锻炼，瘫痪肢体就能尽快恢复。言语不清者，须配合语言训练。若病程较长，多发性脑梗死，体质虚弱，针刺时患者又欠配合，平素肢体功能锻炼缺乏，则效果欠佳。

（淄博市中医院　胡玉珍　董建华）

三、运动区治疗偏瘫

孔某，男，82 岁。近 2 个月自觉疲乏无力，有时右侧肢体麻木，但不影响正常功能活动，1991 年 1 月 2 日晨，其女发现半身不遂。刻诊：BP13.5/11kPa，神志清醒，语言稍有不利，右手不能持物，右腿上抬受限，只能足跟离地，足尖不能抬起，舌质淡红，苔薄白，脉弦。取双侧运动区，上点在前后正中线中点后移 1.5cm 处，下点在眉棱枕和鬓角发际前缘相交处，上下点的连线。针刺该区上 1/5 和中 2/5 处，进针后稍加捻转，每日一次，每次留针一小时。第一次治疗后，病人肢体即有轻松感觉；第二次治疗后，便能拿住手杖，并能自行系衣扣；第三次治疗后，语言清晰度已恢复正常，能夹起咸菜、面条等，自己吃饭，右腿活动亦好转，稍有擦地现象，但需要别人扶着走路；针第六次后，已能独立行走，生活自理。治疗过程中未加用其他药物。

　　按：本案年值耄耋，脏腑功能低下，气虚血瘀，致使经络不通所致。取大脑皮质中央前回在颅外投影区，针后通过运动中枢调节患肢活动功能。本穴又处于足少阳经所行部位，经络循行于下肢，故针之以行气和血，祛瘀通络使病速瘥。

　　　　　　　　　　　　　　　（河北师范大学医院　符宝弟）

四、极泉穴治疗中风上肢功能障碍

　　黄某，男，60 岁。左半身完全性瘫痪 2 个月。查体：左上肢活动不能，肩关节、指关节均不能动，霍夫曼氏征（＋），掌颌反射（＋），脑 CT 检查示：双小脑、左枕叶、两基底节区多发性梗死。中医诊断为中风，西医诊断为脑梗死。治疗：针极泉穴用苍龟探穴法，第一次针后，患者手指即可见微微活动，共住院治疗 45 天，肩关节活动自如，手指活动基本正常、生活自理，痊愈出院。

　　取穴：主穴为极泉。配穴为肩髃、曲池、合谷。常规取穴，均取患侧。针刺前准备：令病人仰卧，将患肢外展，腋窝充分暴露，医者立于患侧，取 28 号 1.5~2 寸不锈钢毫针，用 75%酒精棉球穴位常规消毒。操作方法：医者手持消毒针具，极泉穴按苍龟探穴法施术，即：将针刺入穴位后，先退至浅层，然后更换针尖方向，上下左右多向透刺，逐渐加深，如龟入土探穴，四方钻剔，要求针感传到手指末端或上肢抽动 1~3 次，针刺深度以不伤及腋动脉为原则（即产生上述针感后不再进针），留针 40 分钟，（静留针），出针时用消毒干棉球迅速按闭针孔。肩髃、曲池、合谷施以平补泻法，每日针刺 1 次，12 天为一疗程，疗程间休息 2 天，最长不超过 5 个疗程。

按：①临床上针刺治疗中风上肢不遂，取穴多以阳明经为主，本文采用苍龟探穴法针刺极泉为主，通过临床观察，与对照组对比，经统计学+检验处理：上肢肩关节，指关节均为p<0.01，说明苍龟探穴法针刺极泉穴明显优于对照组，证明了本方法对上肢功能的改善有较好的作用。②苍龟探穴法是《金针赋》所述飞经走气四法之一，本法具有通行气血的作用，极泉为手少阴心经起始腧穴，位于腋窝中央，其下有腋动脉，心主血脉，其上肢肌肉需气血濡养方能活动。现代医学认为：中风造成的上肢不遂，主要是由于上运动神经元的损伤，导致支配上肢运动的臂丛神经兴奋性降低，而极泉穴下有臂丛神经主干通过，故针刺极泉穴，施以通行气血的苍龟探穴法，可疏通经脉，使上肢肌肉得以濡养，兴奋臂丛神经，使条件反射重新建立，改善脑功能，促使上运动神经元修复，针法与腧穴有机地结合，故对上肢功能改善有较好的疗效。③得气与疗效的关系，我们在临床中发现，针感达手指末端或上肢产生抽动者效果为佳，绝大多数患者可产生这种针感，然而少数患者却达不到上述要求，疗效亦差，说明得气与疗效成正比，二者关系密切，应予以重视。

（江苏省徐州市中医院针灸科

周长山　吴祥林　刘裕民）

第四十节　单纯性肥胖病

单纯性肥胖病主要是指人体摄入热量大于人体的消耗热量，以脂肪的形式储存于体内，导致体重超过标准体重的20%或体重指数>24者，而又无明显的病因可查者称之。

中脘穴治疗单纯性肥胖病

蔡某，女，20岁，北京某医院公务班公务员，1992年3月10日就诊。检查身高159cm，体重63kg，临床诊断为Ⅰ度肥胖。治疗原则与方法均按王文远老师的平衡针法，取穴中脘穴。病人取平卧位，局部常规消毒，采用28号毫针2寸一根，直刺 1~1.5 寸，出现针感向小腹部放射，不留针，每日 1 次。同时配合饮食指导疗法，两周后体重下降到 58kg，3 月后复查体重未增加。

（北京二九二医院　李洪英）

第四十一节　其　他

一、会阴穴抢救自缢

我曾随县医疗队巡回医疗，有一妇女因生气上吊自缢，被人发现放下后，已不省人事，患者神志不清，体肤微温，呼吸停止，心跳久而一搏，众医急救，针刺人中、合谷，肌注膦脑磺酸钠，同时进行人工呼吸半小时后，仍不见苏醒，吾记某书中记载，有针刺会阴穴可救此证，乃深刺 1 寸余，强刺激，连续提插捻转，3 分钟左右，病人深深一吸气，开始呻吟，继续行针 3 分钟，病人开始苏醒。

会阴穴为任督两脉起始之处，能调理阴阳，且任脉起于胸中，可治气闭。督脉入脑，可通阳醒脑，因而得以起死回生。

（山西省乡宁县兴华中医院　郭登峰）

二、内关穴纠正胃复康毒副作用

姜某，男，2 岁。1989 年 7 月 4 日夜诊。患儿白天吃瓜后，当晚剧烈呕吐，哭闹不休。经村卫生所诊为胃炎，肌注胃复安（用量不详）1 小时后，呕吐停止。出现精神痴呆，颈斜，项强，凝视，即来院就诊。证见患儿痛苦面容，头额向左歪斜40°，项背强直，不能转侧，两目向前上方直视，其他检查未见异常。诊为胃复安毒副反应。取内关穴提插运针后留针。继针合谷和十宣穴放血，留针 20 分钟后起针。次日再诊时，症已去大半，唯颈部不灵活，如法再针一次后痊愈。

治疗方法：取内关穴进针 1 寸深，手法以三退一进的泻法为主，每 5 分钟捻针 1 次，留针 20 分钟。并根据病情轻重加用合谷，后溪和十宣穴放血以加强疗效。

按：本组病例以内关穴为主进行治疗，疗程短，疗效高，方法简便。据笔者体会，只要有胃复安用药史和椎体外系症状，采用以内关穴为主进行针刺治疗，只要取穴准确，手法得当，其疗效远较用中药或西药效果显著。

配穴合谷、后溪、大椎、风池和十宣穴放血，应视病情的轻重和突出的症状随症选用，不必每次均用。

三、曲池穴治疗书写拘急症

丁某，男，29 岁，从事书写工作，1990 年 8 月 3 日来我院就诊。自诉：1989 年 3 月起，每次书写到一定时间，自感心中有种压力，随即五指收缩拘紧不能继续写字，多方求医无效。刻诊：患者身体强壮，四肢无畸形，无压痛及麻木，舌有微斑，脉象正常。自诉 8 年前右上肢曾被石块砸压过，但无伤口，过后无不适感。根据上述症状诊断为：手指拘急。采用穴位注射加暗示疗法。

治疗方法：用 2ml 注射器配 5 号针头，吸 2ml 丹参注射液，并暗示患者此药是专治书写拘急症的，取右手曲池为主穴，合谷为辅穴，待针感明显时各注入 1ml 注射液，2 周后复诊，症状明显好转，进行第 2 次治疗，治法同前，把曲池换成外关。2 月后见病人，昔日症状消除。

按：《内经·六元正经大论》中有"手指拘急"，书写拘急应属于此范围。病人 8 年前曾有外伤史，脉络必有损伤，日久形成瘀血，阻闭脉络，气血运行不畅，加之书写时手指紧张压迫血络，筋脉失养，必发拘急。患者舌有微斑，是独处藏奸的瘀血症状。丹参注射液有行气、活血、扩血管之功效，能解除瘀滞使患肢得养。加之暗示先安其心，解除精神负担，故能使整体和局部功能恢复正常。

四、涌泉穴治疗房事不射精

王某，男，27 岁，1990 年 8 月 3 日就诊。自诉：婚后三年阴茎勃起正常，但交不射精，持续 1 小时许，至疲乏无力，阴茎始软，自溢点滴黏液。虽经多方治疗不效，甚为痛苦。刻诊：性情急躁，小腹坠痛，阴茎、睾丸胀痛，腰背酸痛，舌紫暗，脉沉涩，诊为瘀血阻滞肾窍，络道不通之不射精。用三棱针点刺涌泉穴放血适量，一次后同房即可射精少许，二次后有性快感，三次则射精如常人。

按：本案病已三年以上，病积日久，穷必及肾，瘀血阻滞肾窍，络道不通则发本病。涌泉穴乃足少阴肾经之井穴，涌泉之义即如泉水一般涌出。针刺涌泉可通肾窍、行气血、化瘀浊，使血行瘀去，精液排泄通畅，临床凡属瘀血阻窍型不射精，采用本法常获满意疗效。

（河北抚宁县中医院　张润民）

五、大敦穴治疗房事茎痛

马某，男，34 岁，1990 年 9 月 28 日就诊。自诉：就诊前一天，入房前洗浴因水温太低，房中突发茎部剧痛，排精不畅；精出后阴茎疼痛仍然持续一个小时左右。刻诊：阴茎冷痛，伴内缩，小腹拘急胀痛，时作寒战，苔白而润，脉弦沉，证属寒凝肝脉，气血凝结之房事茎痛。遂以三棱针大敦穴放血数滴，一次获愈。

按：本例因感受寒邪，下舍会阴，阻于厥阴之络，寒凝肝脉，气血凝滞，茎络失和，突发本病。大敦穴为足厥阴肝经之井穴，具有回阳救逆，温经散寒，理气调血，解痉止痛之功，故刺之可以驱散寒凝之邪，疏通肝脉气血，使阳道通畅，茎痛自除。

（河北抚宁县中医院　张润民）

第二章　外　科

第一节　颈神经综合征

颈神经综合征是由多种因素引起的颈神经受压或刺激而出现的一种证候群。临床主要见于颈椎骨节肥大性关节炎，颈椎间盘脱出，椎小关节功能紊乱等原因引起的颈神经根或神经干的刺激与压迫。临床表现主要是头、颈、肩、背及上肢顽固性定位疼痛与麻木，上行性或下行性放射疼痛，颈背牵涉痛等。当睡眠、低头劳动或颈部活动时症状加重，大部分病人在颈部活动时有摩擦声，伴有继发性萎缩，少数患者还表现为眼球不适，眩晕，恶心，颈部肌肉抽搐，咽部异物感，胸膈闷痛等症状。

一、风池穴治疗颈神经综合征

吴某，女，59 岁，家庭妇女，1986 年 3 月 24 日就诊。主诉：颈肩背部酸痛三个月，夜间痛甚，影响工作，活动受限。检查：第四颈椎棘突压痛，X 片示颈椎生理曲度变直，诊断为颈神经综合征。

取穴：风池穴。采用 2% 普鲁卡因 4ml，维生素 B_{12} 2ml，氢化醋酸泼尼松 2ml，加兰他敏 1ml，穴位封闭，同时配合TDP 局部照射，三日一次，治两个疗程症状全部消失，1987年随访未见复发。

按：本病采用穴位封闭配合 TDP 照射，目的在于镇痛、解痛，加强颈神经的适应性和耐受力，增强肌肉韧带支撑力，同时要坚持颈部功能锻炼，以巩固疗效。

（鸡西市煤炭卫生学院附属医院　崔耀珍）

二、中平穴治疗神经根型颈椎病

党某，女，47 岁，北京化工设备厂工人，于 1988 年 12

月就诊。自述：颈背部及右肩关节疼痛 4 个月，呈酸痛、胀痛，放射痛，夜间痛甚。检查：风池、肩胛内上角、棘突、棘突旁串痛至上肢，上肢活动受限，压头试验阳性，肱二头肌腱反射减弱。X 光片检查：C-5、6 椎体前缘骨质轻度增生，临床诊断为神经根型颈椎病，治疗采用针刺左下肢中平穴，行强刺激，针感向足面传导，病人自述疼痛基本消失，功能明显好转，经治疗六次临床治愈。

郑某，男，63 岁，北京东风电视机厂退休工人，于 1988 年 9 月 9 日就诊。患者自诉后颈部活动受限，颈肩疼痛 4 个月，钝痛，有时剧痛，不能入睡，时而痛醒。检查肱二头肌腱压痛（++++），肩后小圆肌附着处压痛（++++），三角肌压痛（++），冈上肌，冈下肌，三角肌轻度萎缩，椎间孔压缩试验阳性，X 片拍片检查，C-5、6、7，椎体前后缘唇样骨质增生，C-5、6 椎间孔变窄，临床诊断为神经根型颈椎病，治疗采用针刺健侧中平奇穴，点压大椎、风池、肩井穴，先后治疗一个疗程，临床治愈。

王某，女，44 岁，北京市朝阳区开发公司干部，1988 年 9 月 20 日就诊。主诉：颈部活动受限，伴左肩关节疼痛七个月，伴有手指麻木感，夜间疼甚，不能入睡，时而痛醒，怕碰怕撞，呈针刺痛，生活不能自理。检查：椎间孔压迫试验阳性、臂丛牵拉试验阳性，肩部肌肉轻度萎缩，肌力低于健侧，上举 90 度，外展 45 度，后伸零度，X 片拍片检查：

C-3、4、5、6、7 椎体骨质增生，临床诊断为神经根型颈椎病，治疗采用针刺右下肢中平奇穴，隔日一次，每次 20 分钟，两个疗程后检查，疼痛消失，临床治愈。

三、风池穴治疗颈性眩晕

吴某，66 岁，工人，于 1985 年 7 月 17 日晨起活动头颈时突发眩晕，约半小时后自行缓解，以后常发短暂性眩晕。颈椎正侧位片示，第 5、6 椎体前缘唇样增生改变；脑血流图示，枕乳导联两侧波幅不对称。屡服中西药无效，遂于 1985 年 12

月 20 日起治疗，停服一切中药西药。第一个疗程中眩晕发作一次，复查脑血流图，两侧波幅仍不对称。次年 1 月 26 日进行第二疗程。治疗后眩晕未再发生，复查脑血流图已恢复正常，随访至 1990 年 12 月未复发。

取穴：双侧风池穴。治法：俯伏坐位，用 5 号皮试针，抽取复方丹参液 2ml，局部皮肤常规消毒后，将针快速刺入皮下组织，缓慢推进 0.5~0.8ml，探得酸胀等得气感应后，回抽无血，将药液缓慢推入，每穴各 1ml，隔日治疗一次，10 次一疗程，疗程间隔一周。治疗时间不超 2 疗程。

按：综观颈性眩晕的临床表现，当属中医"眩晕"、"痹症"、"头痛"等范畴。张仲景在《伤寒杂病论》中有"人过五六十，病在大脉，痹夹脊中……由虚得之"的论述。观其病因，大多由虚寒，劳损，风湿等所致。现代医学认为一是由肥大的颈椎压迫了椎动脉，造成轻度椎基底动脉供血不足，而出现前庭神经症状，如头昏，眩晕，倾倒、步履不稳等，同中医"无虚不作眩"。

复方丹参注射液，可活血化瘀，扩张血管，降低血黏稠度，改善微循环。中医有"一味丹参功同四物"之称，从而改善大脑的椎-基底动脉的供血。

据"经脉所过，主治所及"治疗时可取足少阳胆经，风池乃该经之穴，主治头痛、眩晕、颈项强直、肩背痛等。用复方丹参液进行穴位注射，使药液直达病所，增强了局部药液浓度，对改善局部血供起积极作用。

（常熟市第一人民医院　陶淑华　谭建镕

查雪良　金　培　周继荣）

第二节　落　枕

落枕是指一侧项背部肌肉酸痛，活动受限的一种颈部疾病，多因夜间睡眠姿势不当，枕头高度不适，或风寒侵袭项背部，致使局部经络受阻所致。临床主要特点为发病急，多在起床后，感到一侧项背部有牵拉样疼痛，并向同侧肩部及上臂放射，重者项背强直，头部不能左右旋转，不能回头。

一、悬钟穴治疗落枕

王某，女，30岁，农民。主诉：今晨起即感颈项部强直疼痛，似有筋牵拉肩背，活动受限。诊为落枕。

取穴：悬钟穴，采用2寸长毫针直刺悬钟穴，手法为泻法，针感出来以后，令患者，活动患处，经一次治疗而愈。

（江西省宁都县中医院　李元华）

二、液门穴治疗落枕

杨某，女，20岁，1989年8月2日就诊。主诉：患者于运动中不慎扭伤颈部，当时疼痛较轻，行自我按摩，半小时后疼痛加重，经服止痛片，局部热敷无效。检查：颈部强直，头稍右旋即痛，诊断为落枕。

取穴：液门穴（左）。采取3寸毫针以液门穴透中渚穴，行强刺激，同时令病人前后左右活动颈部，5分钟后活动自如，留针20分钟压痛点消失。

按：落枕亦称项筋急，多因外邪侵入经络或局部不慎扭伤，或内伤致使气血不和，筋脉拘急所致，针刺液门透中渚，使经络气血得以调和，拘急之症得以缓解，对病变范围大，筋脉拘急重而用此法针刺后，颈仍不能前后左右活动者，则加取列缺或支正，以强化治疗效果。

（湖北太门市竟陵医院　熊源清）

三、光明穴治疗落枕

田某，男，24岁，制镜工人，1975年12月19日就诊。主诉：脖子痛，活动困难2日。检查：颈部歪斜，活动受限，头颈部左屈零度，局部肌肉紧张。诊断：落枕。

取穴：光明穴，针刺右侧光明穴，得气后症状明显好转，功能基本恢复，留针20分钟。临床治愈。

（唐山市中医院　崔允孟）

四、外关穴治疗落枕

刘某，女，28 岁，农民，1986 年 2 月就诊。主诉：颈部强直疼痛不能向右侧转动两天，检查，右胸锁乳突肌压痛（++）。

取穴：外关穴，针法为泻法，同时配合颈部活动，一次疼痛减轻，二次即愈。

按：外关穴为手少阴心经之络穴，又是八脉交会穴，不但可沟通表里阴阳二经，而且可通过阳维脉取络全身诸阳，诸阳皆会于头，阳维脉交于督脉的风府、哑门，督脉入胞，故针刺外关对落枕及急性腰扭伤等均有理想效果。

（江西省兴国县人民医院　张继耀）

五、合谷穴治疗落枕

取穴：合谷穴。局部常规消毒，采用 28 号 3 寸毫针，垂直刺入行强刺激，留针 20 分钟，令病人活动颈部，针刺同侧穴位，双侧针双侧合谷穴（透后溪）。

按：据文献介绍，针刺后溪穴可治疗落枕，但在临床上针刺后溪穴患者疼痛难忍，后采用合谷透后溪相对减轻疼痛，最后发现只针合谷一穴亦可获效。

（广西柳州市合金材料厂医务所　归成）

第三节　枕神经痛

枕神经痛发病前常有受凉，感染或落枕史，急性亚急性发病，表现为一侧或双侧枕颈部刺痛，钻痛或跳痛，伴有枕神经支配区域感觉过敏或减退，枕神经出口处压痛明显，并可向同侧头顶部放射，少数病侧尚有颈椎病或颈胸神经根炎症状。

一、风池穴治疗枕神经痛

武某，女，35 岁，医师。主诉：五天前因外感，左侧自枕部向头顶阵发性刀割样头皮刺痛，经神经科诊为枕神经痛，经口服卡马西平四天未见好转，今经针刺二次后治愈，一月后随访未复发。

取穴：患侧风池穴。采用 30 号 2 寸毫针一根刺之，使针感充分达至痛区，留针 30 分钟，每 10 分钟捻针一次，手法为泻法，每天一次。

按：本病多因外邪侵入，使经络气血瘀滞不得宣通，故不通则痛，风池区为足少阳胆经，手少阳三焦经与阳维脉之会穴，枕大小神经的出口在体表之投影均在风池穴附近，且其神经分布区域又与胆经在头部循行区域基本一致，为此针刺风池穴极易迅速获得强烈针感又易直达病所，加之实施适当手法，即可获得显著效果。

（唐山市工人医院康复科　刘林等）

二、华佗夹脊穴治疗枕神经痛

李某，女，24 岁，农民，1987 年 4 月就诊。主诉：头痛数年，主要头后部疼痛，在颈枕部最为明显，呈放射性。体查颈部有压痛，转颈受限，时有强迫体位，颈项短粗，后发际低，右侧无名指及小指发麻，血常规化验正常；血压 120/70mmHg，经解放军某医院 X 光摄片，枕骨大孔区颅骨畸形，诊断为枕神经痛。曾服 APC 去痛片等药，可暂时缓解，不能根治。反复发作，时轻时重，痛苦万分。

取穴：华佗夹背穴，取颈 3、4、5、6 椎旁开 0.5 寸处，针尖向内直刺 1 寸许，作平补平泻手法，每日针刺一次，共刺 6 次而愈。

（新疆新源县中医院　王喜朝）

第四节　臂丛神经痛

臂丛神经痛是指臂丛神经本身或其周围病变所致的该侧颈根及肩臂疼痛，临床要点及发病原因为臂丛神经炎（较少见）。常因受寒感冒、感染性疾病、血清病，预防接种，外伤后所致，多见于老年男性，发病急，剧痛，首先在颈根部和锁骨上下窝，腋窝（臂丛神经干）明显压痛，远端手指肿胀。颈椎病（最常见）：因颈椎间盘退行变性，髓核突出，骨质增生，椎前韧带肥厚等压迫颈神经根（颈 5~7），常因颈椎外伤而加重，主要表现为颈肩部和受累神经根分布区疼痛。前斜角肌综合征（最常见）：以老年女性为多，多因臂丛下干（颈椎7-胸）与锁骨下动静脉在前中斜角肌间或第一肋骨锁骨间狭窄区被压所致。主要表现为自肩颈开始向患臂及手掌的尺侧放射性疼痛和感觉异常，晚期可见肌无力和肌萎缩。

华佗夹脊穴治疗臂丛神经痛

唐某，男，32 岁，新源镇人。主诉：颈部有被木头压伤病史，近日来右上肢肩背疼痛，放射至背部和右手，右上肢无力，麻木，某医院以肩周炎论治，口服炎痛喜康、安乃近、小活络丹，肌注风湿宁、黄瑞香针无效，又经某个体医院针灸肩髃、曲池、外关等穴有小效。诊为：臂丛神经炎。

取穴：颈椎 5、6、7 及第一胸椎右旁开 0.5 寸，针尖略向内直刺 1 寸深，艾条灸 5~10 分钟，每日针刺一次，针刺第一次疼痛大减，又针三次痊愈。

（新疆新源市中医院　王喜朝）

第五节　肩关节周围炎

肩周炎为中老人的常见的多发病之一。多发于肱二头肌腱腱鞘炎或上肢创伤，其主要临床表现为肩痛——钝痛放射痛，夜间加重，局部有压痛。活动受限，影响上臂外展、上举、内旋等功能，三角肌萎缩。X 片检查可示有肩部骨质疏松。

一、二间穴治疗肩关节周围炎

孔某，女，65 岁，1987 年 9 月就诊。主诉：右肩关节疼痛 1 年，近两个月加重，夜间痛甚，不能梳头洗脸及穿脱衣服。检查：右肩关节外侧无异常，右肩胛冈上窝明显压痛，上举 70°，外展 45°。

取穴：取右侧二间穴，直刺 0.3 寸，小幅度捻转，留针 30 分钟，每日一次，5 次治疗诸症消失，随访一年未复发。

按：手阳明经筋结于肩髃部，其分支悬绕肩胛部，夹脊柱，二间穴为手阳明大肠经荥穴，能行阳明经经气，对本经经筋病症有较好疗效。

（山东曲阜中医院　桂清民）

二、条口穴治疗肩关节周围炎

孔某，男，43 岁，干部，1988 年 7 月就诊。主诉：右肩疼痛三天，活动受限。

取穴：条口透承山取患侧，采用 26 号 3~4 寸毫针，刺入条口，针尖向透承山，得气后施捻转之泻法（强刺激），使针感放射到肩部，针感有酸麻胀热，留针 15 分钟而愈。

（黑龙江省漠河县人民医院　张桂林）

三、阳陵泉穴治疗肩关节周围炎

张某，男，52 岁，营业员。主诉：两天前不明原因突感肩关节疼痛沉重，不能上举，前来我科就诊。检查：上举 130°，外展 45°，肩关节压痛（++）。临床诊断：肩周炎。

取穴：阳陵泉穴，进针 2 寸，提插捻转，手法强刺激，同时令患者活动患肢，10 分钟后顿觉肩部轻松，上举、外展功能恢复正常。

四、中平穴治疗肩关节周围炎

陈某，男，60 岁，美国某市针灸专家，1989 年 1 月来京就诊。主诉：右肩关节疼痛 3 年，以酸痛、胀痛、放射痛为主，影响上举、外展、后伸等功能。检查：肩峰、三角肌处压痛（+++），上举 150°，外展 45°。诊断为肩关节周围炎。

取穴：左侧中平穴。患者取坐位，局部常规消毒，采用 28 号毫针 3 寸一根，行直刺法，病人感到针感闪电式传至大踇脚趾，疼痛立即缓解，令其活动患肢，上举达 170°，外展达 70°，1991 年 8 月随诊，功能正常，未见复发。

五、颈中穴治疗肩关节周围炎

赵某，女，51 岁，工人，1987 年 6 月 3 日就诊。3 个月前不明原因右肩疼痛，活动受限，自贴伤湿止痛膏及内服中西药未效来诊。查肩部无红肿，右上肢前屈小于 30°，外展小于 30°，后伸小于 15°，内旋小于 30°，肩贞、肩髃、天宗、肩前穴可明显压痛，肩关节活动受限，穿衣取物困难，生活不能自理，舌质淡，苔薄腻，脉细。肩周炎，依上法针刺右"颈中"穴 1 次，患者自述肩关节活动轻松，当即右上肢前屈上举大于 150°，外展大于 140°，后伸大于 60°，内旋大于 95°，后背上举能触到对侧后背及腋后线。又针 1 次告愈，随访 2 年未见复发。

取穴："颈中"位于天鼎穴外斜下 1 寸，即胸锁乳突肌锁骨头后缘，其深部位臂丛神经所在，患者取正坐位，头后仰歪向健侧，取患侧"颈中"穴，用 1.5 寸 32 号毫针常规消毒后进针 1 寸左右，不可过深，然后针尖指向大椎穴方向，施以雀啄手法，以患侧上肢抽动 2~3 次为度，患者自述电击样针感传至指尖为有效，不留针。针刺要注意避免伤神经。

按：肩周炎好发于 50 岁左右，故又名"五十肩"，多病情顽固，缠绵难愈，尤以妇女多见。常规针刺多选肩关节局部穴，针感局限于"病灶"周围。笔者自创"颈中"穴可通经气，利关节，活血化瘀，除湿祛痹，多数患者针刺后可见手心汗出，本穴针感强，疗效高，且取穴少，病人易于接受。

（河北辛集市旧城中心卫生院　吕彦宗）

第六节　网球肘

网球肘炎多发生于经常使用肘部和腕部。从事操作的木工、水电工、炊事人员和网球运动员。外伤劳损引起伸肌群肱骨外上踝附着部位的牵拉、撕裂伤，多为部分伸肌纤维的损伤，使局部发生出血、水肿等损伤性炎症反应，进而在损伤肌腱附近发生粘连，以致纤维变性，因而产生疼痛和功能障碍。

祖国医学认为此系损伤后瘀血留内，血阻气滞，或陈伤祛瘀不净，经络不通所致。

一、肩外陵穴治疗网球肘

王某，女，48岁，北京人工晶体研究所，工程师。1990年11月4日就诊，主诉右肘关节疼痛二年余，自述患侧持物受限，夜间疼甚，经多次理疗效果不甚理想。检查肱骨外髁伸肌群附着处压痛（+++），网球肘试验阳性。诊断为右侧网球肘。治以整体平衡一针疗法。取肩外陵穴局部常规消毒，取28号毫针3寸一根，行斜刺法，局部出现酸胀麻感，闪电传全肘关节，疼痛显著减轻，治疗一疗程后疼痛消失，功能恢复正常。

按：针刺肩外陵（亦称臀痛奇穴）治疗的特点为：具有取穴少，病人痛苦小；为远距离取穴，见效快，针感出现后可产生镇痛效应，操作简便，易于普及。

二、阴上穴治疗网球肘

覃某，男，66岁。主诉：右肘关节痛已有一年六个月。患者于1988年12月5日因劳动后受寒而出现右肘关节部疼痛，逐渐加重，近来右上肢活动极度受限。用强的松龙封闭2次，按摩6次，仍不奏效，后转我科治疗。检查：右肱骨外上髁稍肿胀，压痛明显，前臂内外旋转受限，不能握拳。诊断：右肱骨外上髁炎。针刺同侧阴上穴，留针30分钟（阴上穴在阴陵穴上方1.5寸处，股骨内髁之高点下方，内膝眼与腘窝横纹头联线之中点处），起针后肘关节区疼痛全部消失，活动恢复正常。二年后随访未复发。

按：肱骨外上髁炎常见于右侧的肘关节部，多因在日常生活或生产劳动时间用力过度，肘关节外侧遭到强力损伤或复受风寒，以致经络血脉瘀滞不畅而发病，所以在治疗上以祛邪通络，活血舒筋为主。运用"上病取下"法治疗肱骨外上髁炎的特点是：取穴少，奏效快，疗效高。因针刺的部位和病变的部位形态相似，功能相似，符合祖国医学"上病取下，下病取上"上的治疗原则，从而达到治疗目的。在治疗肱骨外上髁炎时，"上病取下"组的疗效明显优于循经组。

（广西八一锰矿医院　侯士文）

第七节　非化脓性肋软骨炎

非化脓性肋软骨炎又称为泰名氏病，以青壮年为多，本病发病特征是以侵犯肋软骨引起的局部疼痛、肿胀、压痛为主症，疼痛缠绵，有时可剧痛，病理虽然有慢性肋软骨炎的变化，但从未见化脓性的改变。疼痛可暂时缓解，但肿胀吸收缓慢，中医归属于肋痛之范畴，多由闪挫跌仆，或长期的胸壁疲劳所致。

一、劳宫穴治疗非化脓性肋软骨炎

王某，男，37岁，农民。主诉：右胸肋痛二月余。检查：第二肋骨靠胸骨柄处明显隆起，压痛（++），服用中西药未见好转，脉细缓，苔黄而腻，深呼吸及举臂活动均感疼痛加剧。诊断为肋软骨炎。

取穴：劳宫穴。以45度角斜刺后，用力捻转施以泻法，使酸胀针感向上肢传导，留针30分钟，治疗1次痛感消失。

（黑龙江甘南县医院　刘德福）

二、足三里穴治疗非化脓性肋软骨炎

孙某，男，49岁，唐山市第一木器厂干部，1986年6月就诊。主诉：右侧胸痛10天，自述因外伤发病，咳嗽，活动均能使疼痛加剧。查体：右乳房内侧沿第五六肋间明显压痛（++），微肿胀，X光胸透未见异常。

取穴：患侧足三里穴。针刺后胸痛明显好转，连续治疗三次，临床治愈。

按：此病取足三里穴，主要是循经取穴，原理是阳明胃经行于身之前，施其上病下治之法，故能收到较好效果。

（唐山市中医院　崔允孟）

第八节　胸胁伤痛

胸胁伤痛多见于内部气血，脏腑被损伤，以疼痛为主症。主要为内伤，多由外力所致，同时亦损及皮内筋骨而兼骨外伤，或里重用力不当，气行失其升降之通道而岔闪入络，亦称闪挫，进挫伤，中医认为多由气滞而血行不畅，依其部位不同，影响不同的脏腑功能，如痛在胸，可致肺气失于宣肃，在胁部则肝气失于条达等有关。

一、气痛穴治疗胸胁痛

郑某，男，42岁，教师，1982年2月就诊。主诉：胸胁痛已逾一周，痛时不能深呼吸或咳嗽。临床诊断为胸胁伤痛。治疗病人取坐位，术者用右手剑指揉按疼侧"气痛点"，该处顿时出现酸沉不适感，同时即令患者做深呼吸，病人自述胸痛已止。

取穴：气痛穴位于肩胛骨内侧缘中点，按之虚软者即是（双穴），取穴时以垂肩端坐为标准姿势。施术：①点压：拇指或中食垂直向下点压一侧或两侧"气痛点"，也可作提顿压迫，②揉按：术者可用剑指式在"气痛点"旋转揉按，也可向肩胛骨下方推揉，直至疼痛消失或缓解。若指下有条索状筋结，则须推揉至筋结消失。③针刺，以2寸毫针，向前上方斜刺至肩胛骨下面，进针深度1~1.5寸。得气后留针，观察疼痛缓解情况，必要时行捻、弹、刮手法（不宜大幅度提插），疼痛缓解后，可留针10分钟。④艾灸：选取艾条和艾柱，在双侧气痛点直接施灸，至局部皮肤潮红为止。胃脘痛泛酸者，可配灸涌泉穴。应用范围：该穴对颈项、胸腹部、腰脊等部位的突发性疼痛都均有良好的止痛效果，对慢性病引起的胸、胁、腹部疼痛也可缓解。

按：气痛点对于诸多急性疼痛有良好的止痛效果，若用某脏某腑之俞来解释未免牵强，可能是太阳经的一个新穴位，它的治疗机理可能与调整人体阳气有关，尚须进一步探讨。

（河北省延津县人民医院　郑学农）

二、丘墟穴治疗胸胁伤痛

何某，男，10 岁，1990 年 6 月就诊。主诉：数日前提粮食后，右胁发生疼痛，至今不减，按压右侧丘墟穴时患者即感疼痛，重掐该穴，胸胁痛即减轻，当即于该穴进针，针入患者自述有感应，由该穴上行直达胸胁疼痛立止，复针期门、内关，均用泻法。留针 20 分钟后起针，患者疼痛消失，第二天劳动如常。

按：两胁疼痛多属足少阳胆经疾患，丘墟为足少阳胆经"原穴"，乃该经脉气之所过，所以胆经有病，该穴可出现压痛。《难经·六十六难》云："五脏六腑之有病者，皆取原也。"所以在丘墟穴进针，胁痛立止。

（四川泸定县中医院　范立新）

第九节　急性乳腺炎

急性乳腺炎为乳房部最常见的一种外科急性化脓性感染疾病，多发生于产后尚未满月的哺乳妇女，尤以初产妇为多。

临床症状一般发病前都先有乳头皲裂现象，哺乳时感到乳头刺痛，或有乳汁郁积现象。继而乳房出现胀痛和硬结，全身感觉不适，胃纳减少，大便秘结，有时出现头痛发热，化验白细胞计数增加。本病多由金黄色葡萄球菌或链球菌感染引起。中医称之为外吹乳痈。

一、肩井穴治疗急性乳腺炎

赵某，女，21 岁，农民，1990 年 10 月 21 日就诊。主诉：左侧乳房持续疼痛 3 天，周身不适，哺乳时疼痛更重，夜间难以入眠、曾用青霉素 G80 万单位肌注，每日 2 次，口服 APC，治疗 2 天病情未减。诊见左侧乳房红赤，左腋下淋巴结肿大，乳房下缘触及 5cm×6cm 硬块，无波动感，左肩井穴周围触之难忍，局部无红肿，其他未见异常。

治法：取肩井穴，配穴取天宗，点按揉。患者取坐位，上肢下垂，颈胸微向前，全身自然放松，均匀呼吸，医者立于其背后、医者用拇指尖或肘部点按揉患侧肩井穴，至 5 分钟，然后用拇指按天宗穴 0.5 分钟，每日治疗 1 次。注意事项：①按压不要用力过猛，要持续用力，以免损伤皮肤或其他组织；②高热期可配合一定药物；③本疗法主要适用于非化脓期，化脓期待进一步观察。患者术后触之乳房肿块疼痛消失，第 2 天哺乳不再疼痛。

按：点本穴之原理，乃肩井穴系足少阳胆、手少阳三焦、足阳明胃和阳维脉之会穴，有理气化痰，疏经活络的功能。乳腺炎之因为乳汁瘀滞，乳络不通，故有红肿胀痛感，所以点肩井穴可收到宣通经气，宽胸解郁，温通经络，祛邪解表之效。

（山东省梁山县人民医院小路口分院　陈功兴）

二、火针治疗急性乳腺炎

高某，女，24 岁。主诉：产后哺乳一个月，突感左侧乳房疼痛，肿胀，发冷并伴有左腋下淋巴结肿大，只能屈膝侧卧，不能翻身伸腿。查：体温 38℃，左侧乳房内上方有一鸡蛋大肿块，表面充血，有明显压痛，坚硬无波动，左侧腋窝淋巴腺肿如蚕豆大，有压痛。诊断为急性乳腺炎。在患侧乳房灶中心用火针治疗一次后，患者自感疼痛明显减轻，体温基本恢复正常。治疗 4 次后肿块完全消失而愈。

（兰州轴承厂职工医院　由福山）

三、乳腺炎穴治疗乳腺炎

秦某，女，23 岁，1989 年 5 月就诊。主诉：哺乳期左侧乳房疼痛 2 天，伴恶寒发热，哺乳时痛剧。检查：左乳处上方有一约 3cm×4cm×2cm 大小的肿块，有灼热感，按之痛甚，诊为左侧乳腺炎。

取穴：乳腺炎穴在乳头相对应的背部，左右各一，先在患侧背部与同侧乳头相对应的部位提捏，而后用三棱针点刺放血 3~5 遍，若两侧有病则在两侧同针，放出紫暗色血 4 滴，并嘱其继续哺乳，每日一次。一次后全身症状消失，乳房胀痛大减；三次后疼痛消失，肿块发软，临床治愈。

（河北赞皇县人民医院　杨成书）

第十节　乳腺增生症

本病称为慢性囊性乳腺病、乳腺小叶增生，是妇女的一种常见病之一。临床表现为乳房胀痛，轻重不一，胀痛具有周期性，常发生或加重于月经前期。检查可触及大小不一的结节状肿状，质韧而不硬，与皮肤和深部组织之间并无粘连而可被推动，但与周围组织的分界并不清楚。肿块于经后可能有所缩小。一般认为本病与卵巢功能失调有关。

中医称之为"乳癖"。

梁丘穴治疗乳腺增生症

梁某，女，45岁，三元里百货商店职员。经期乳房胀痛半年，以左侧为甚，心情不畅时胀痛加重，近半年来月经紊乱，经期时早时迟，经量时多时少。检查：左侧乳房外侧有花生大小的结节，边界清楚，中等硬度，可活动，舌淡红，苔白，脉弦。证属痛经、乳癖（乳脉增生症），为气滞所致。治以理气散结为主，取乳房所过经脉足阳明胃经之郄穴梁丘及合穴足三里，毫针行以导气法，疏导足阳明胃经经气。再取膺窗、肩井穴，以磁电法，治疗五次，乳房胀痛消，左乳房外侧结节减少，再治疗五次结节亦消失，然后配合中药调经。

（广州中医学院针灸系　陈治忠）

第十一节　急性腰扭伤

腰扭伤比较常见，俗称闪腰。主要是外力或肌肉自身收缩力超过腰部组织弹性极限时，即可发生肌肉、筋膜或韧带部分撕裂或完全断裂，腰部软组织急性损伤。常是在劳动中用力过猛，或在不良姿势下突然用力，亦可由于突然的外力打击所致。

　　临床症状常见于腰部肌肉痉挛，活动受限，局部疼痛，压痛，腰椎生理性前凸消失。临床诊断并不困难，根据外伤史、临床症状及体征即可，有时须行 X 光拍片除外骨质损伤。

一、手三里穴治疗急性腰扭伤

　　周某，男，47 岁，建筑工人，1984 年 2 月 26 日就诊。主诉：因抬东西不慎，听到腰部"喀嗒"一声，即感腰部疼痛如折，俯仰不能，转侧不利，喷嚏或咳嗽疼痛加重，被人抬来就诊。检查：腰椎轻度右侧弯，左侧腰肌痉挛，压痛明显，腰部活动明显受限，其他无异常。诊断为急性腰扭伤，针刺手背腰痛穴（左），疼痛减，能弯腰活动，起针后 15 分钟诸症依然。按压手三里穴，腰痛即消失，乃于针刺手三里（左侧），强刺激，腰部功能完全恢复，留针半小时而愈。

　　按：手三里首载于皇甫谧《甲乙经》，主治齿痛、颊肿、上肢不遂、肩膊疼痛、肘挛不伸、腹痛、吐泻等。近代主要偏重治疗肘臂颈肩等上部疾患。如《席弘赋》：肩上痛连脐不休，手中三里便须求。《针灸大成》中治疗挫闪腰胁痛曾作为辅穴提到手三里，但作为主穴治疗急性腰扭伤，多数能一针而愈。用于治疗其他疾病所致腰痛者，常能即刻减轻症状。曾对比观察本穴与扭伤穴的治疗效果，发现手三里针感强，治疗范围广，效果好，甚至指压也能达到治疗效果。

　　其止痛机理可能由于手三里处布有前臂背侧皮神经及桡神经深支，强刺激浅层皮神经，使神经冲动通过神经末梢传到脊髓中枢，脑干和丘脑，激发了身体内在的调节能力，释放出阿片肽和 5-羟色胺，发挥镇痛效应。强烈刺激可使脊髓中释放出强啡呔，产生较强的镇痛作用，同时激活了脑内与镇痛有关的环形通路，产生周而复始的兴奋，使镇痛持续较长时间，缓解了腰肌痉挛。另外，按照此穴全息律的观点，手三里穴位相当于人体的腰段，故能治腰痛，又由于俯、仰、蹲、侧屈等自主活动，使腰部肌膜、肌肉或脊柱小关节紊乱得以恢复，从而达到治愈的目的。

二、中平穴治疗急性腰扭伤

王某，男，25 岁，某施工队工人，1988 年 8 月就诊。主诉：因扛水泥时用力不当扭伤，即感腰部剧烈疼痛，用车送来求治。检查：腰部僵硬，活动困难，腰椎第三横突处明显压痛。X 线摄片：腰椎骨质未见异常，诊为急性腰扭伤，选用中平奇穴针刺治疗，进针得气后患者即感疼痛减轻，逐渐活动自如，自行离院，一周后随访未复发。

取穴：中平奇穴位于足三里下 1 寸，距胫骨外 1 寸处，用毫针 2 至 4 寸（根据病人胖瘦而定）直刺，针刺手法以泻为主用力提插捻转，患者出现酸麻、胀痛，有时可传至脚尖，得气时，嘱患者作前倾、后仰、左右旋转等活动，即感疼痛减轻，5 分钟行针一次，留针 20 至 30 分钟，左侧腰痛取右侧穴，右侧腰痛取左侧穴，两侧腰痛取双侧穴。一天一次，三天为一疗程。

按：该穴位于胫前肌和趾长伸肌之间，内有胫前动脉和静脉，腓肠外侧皮神经及隐神经的皮支分布，深层为腓深神经，针刺此穴转移了大脑皮层的兴奋灶或直接刺激传导神经，造成神经中枢的痛觉纤维的传导发生障碍而达到止痛目的。值得注意的是，用电疗法无效的病人采用此法治疗有的获得治愈。本法简单，见效快，疗效好，既经济又省时，复发率少，患者易接受，值得推广。

（吉林市通化市 81125 部队卫生队　罗国奇　唐德禄）

三、外关穴治疗急性腰扭伤

刘某，女，45 岁，1987 年 6 月就诊。主诉：腰部扭伤 2天，由外伤所致，疼痛难忍，活动受限。检查：右侧腰大肌压痛（+++），无红肿，动则痛甚，舌淡苔白脉弦细。诊断：急性腰扭伤。治宜行气通经止痛。

取穴：左侧外关穴，取 30 号 1.5 寸毫针，局部常规消毒，刺入 1~1.2 寸，手法为泻法，同时令病人深呼吸 3 次，活动腰部由被动到主动，以坐变站位，逐渐加大活动量和活动幅度，病人疼痛即刻缓解，且能行走。次诊患者行动恢复正常，自述腰部还有轻度不适，故采用红外线照射 30 分钟，临床治愈。

按：取外关穴在于取穴容易，操作简便，疗效可靠。

（河北平泉县中医院　杨剑侠）

四、神门穴治疗急性腰扭伤

聂某，女，47 岁。主诉：劳动时突感腰部剧痛，当即不能活劫，前来诊治。诊见病人急性痛苦病容，左腰肌紧张，压痛，不能转侧，左下肢不能伸直，呻吟不止。当即给予针刺左侧神门穴，并作较大幅度腰部活动 1 次，20 分钟起针，症状全部消失，活动自如，弃车步行回家。

取穴：患侧神门穴。常规消毒，用 1.5 寸 26 号或 28 号毫针，略向拇指侧斜刺 5 分至 1 寸，捻转进针，当患者有酸胀麻感时，将针大幅度捻转以加强刺激，同时嘱患者作小幅度腰部活动，顺序是先左右，再前后各 2 次，以后每隔 5 分钟行针一次。

五、印堂穴治疗急性腰扭伤

董某，男，48 岁，工人，1987 年 7 月就诊。主诉：下午抬冰箱时不慎造成急性腰扭伤，疼痛剧烈，不敢直腰步行，动则疼痛加剧。检查：病人不能直腰，L1、2 椎体及两侧软组织压痛（+++）。

取穴：印堂穴，取坐位，穴位常规消毒，用手将穴位肌肉提起，持针迅速进入，得气后，强刺激 1 分钟，留针 20 分钟，此期间让患者做腰部前俯后仰，左右旋转及下蹲等动作，10 分钟后，患者身上出汗，疼痛大喊，20 分钟后疼痛消失。

按：印堂为经外奇穴，是督脉经气循行之处，故针刺印堂穴通过督脉的阴阳调和作用，方可收到较好效果。

（黑龙江省鸡西市卫校　武玉俭）

六、扭伤穴治疗急性腰扭伤

刘某，男，46岁，农民。主诉：挖地时不慎，用力过猛，致腰部扭伤，当即疼痛不能活动，用担架抬来就诊。检查：腰背部自12胸椎到第2腰椎棘突两侧局部肌肉隆起，压痛明显，腰部活动完全受限。

取穴：针刺双侧扭伤穴。以重手法（泻法）捻转，患者感手臂酸麻，腰部疼痛即刻缓解，并能活动，留针使其不断活动腰腿，不时捻针以加强针感，半小时后起针，疼痛消失，令其加大幅度活动，自觉活动自如，自己步行回家。

按：急性腰扭伤即"闪腰"，主要原因是由于体力劳动或体育活动时用力过猛、用力不当或躯干急剧扭伤致腰背肌肉痉挛，或小关节错位。以针刺"扭伤"穴治疗效果显著，疼痛可迅速缓解，且简单、经济、方便，一般1～3次即可痊愈。

（甘肃省建五公司职工医院外科　赵渊）

七、鸠尾穴治疗急性腰扭伤

刘某，男，25岁，1986年9月就诊。主诉：因负重觉两侧腰部疼痛，活动受限。检查：脊柱活动向前弯25°，向后弯10°，向左右弯曲各10°，两下肢拉塞格氏征阳性，骨盆回旋试验阳性。诊断为急性腰扭伤。治疗后，腰部活动3分钟内感觉症状明显好转，15分钟后症状全部好转，腰部活动如常人。

取穴：鸠尾穴。采用穴位注射止痛作用快，效果比较确实，操作简便，安全无副作用，对既往有慢性腰肌劳损、增生性脊椎炎、风湿性腰痛等病例，可加用独活寄生汤（根据病情加减）内服，每日1剂，连服5～7剂，症状消失后，需经常做腰背部肌肉功能锻炼。

（河南郑州市第四支队卫生所　李浩琦）

八、悬钟穴治疗急性腰扭伤

王某，34岁，局建工人。主诉：腰扭伤，伤后不能直立，在他人搀扶下进入诊室。检查：左侧肾俞穴周围压痛。

取穴：双悬钟穴。强刺激，并使患者活动局部，先后治疗 3 次，临床治愈。

按：对软组织损伤，临床常用方法是活血化瘀，冷敷热敷之，效果不错，但难以解决损伤后的疼痛。针刺悬钟穴强刺激，取治其标，减轻病人痛苦，为其他方法治本提供一个很好的配合。

（鸡西市中医院　王元德）

九、水沟穴治疗急性腰扭伤

中某，男，48 岁，工程师。主诉：一周前拖地板时，腰部扭伤，疼痛非常，当时在附近医院治疗，疼痛稍微减轻，但腰部还很疼痛，不能直起，给予针刺治疗，并让患者扭动腰部，在活动近 10 分钟时，听到腰部有一轻微响声，再留针 20 分钟，让患者继续活动腰部，次日患者走来就诊，并讲腰部已能直起，疼痛明显减轻，照前法再针刺 2 次后告愈，随访 1 年未复发。

按：①水沟穴又称人中，属督脉之穴，可沟通天地二气、任督二脉，有三才穴之称，该穴疏通经络的作用较强，而督脉又贯通腰脊，故针刺水沟穴对治疗急性腰扭伤有立竿见影之效。②针刺与活动腰部结合，效果会更明显。治疗效果与病程的长短，针刺的刺激量和深浅度有很大的关系，即病程越短，刺激量越大，疗效愈佳。

（湖北襄樊毛纺织厂职工医院中医科　赵平原）

十、委中穴治疗急性腰扭伤

张某，男，32 岁，工人，1987 年 5 月就诊。主诉：因劳动扭伤腰部，疼痛不得扭转俯仰。右侧大肠俞，气海俞有压痛，咳嗽，喷嚏时痛甚。诊断为急性腰扭伤。取右侧委中穴瘀滞之络脉以三棱针点刺放血，术毕疼痛消除而愈，第 2 天工作如常。

按：委中属膀胱经，该经脉循行经过头顶脊背、腰骶股膝窝等部，自腰背而来的两条支脉皆下行会于胭中，从经脉所主治的作用原理上来说，委中可以治疗腰背部疾病，正如《四总穴歌》云："腰背委中求"。急性腰扭伤多造成腰脊气滞血瘀，经脉不通而痛。《灵枢·九针十二原》说："宛陈则除之"，《素问·调经论》说："血有条则泻其盛经，出其血……病在血，调之络。"委中又名血郄，是血络会聚之所，因此，点刺委中放血疏通膀胱经的经气，使腰背部瘀滞之气消散，通则不痛矣。

（甘肃中医学院 刘喆）

十一、后溪穴治疗急性腰扭伤

余某，男，53 岁，干部。主诉：因搬重物用力不当而扭伤腰部。表现为腰左侧疼痛剧烈，经患侧手部的后溪透合谷一次痊愈。

按：①取穴深度要达到以不透过对侧合谷穴的皮肤为度，针尖稍向肢体方向斜刺一些，使针感传向上肢及腰部经脉，以达到通调督脉而止痛。②针刺留针的过程中反复旋转活动腰部，有助于针刺效应的发挥，活动腰部起着疏通督脉的协同作用。

十二、养老穴治疗急性腰扭伤

范某，男，30 岁，柴油机工人，1983 年 12 月 14 日就诊。主诉：上班背重物起立时腰部受伤，当时听到咔喀一声，腰部剧烈疼痛难忍，因疼痛憋气使呼吸变浅。腰部一切活动受限，由人架来就诊。检查：神志清楚，表现痛苦，被动体位因疼痛即不能卧床，也不可立地，必由双人搀扶方可立地，见腰 3~4 椎体右侧约 7cm×10cm 大小坚硬包块，压痛明显，经 X 线检查无骨质性损伤，确诊为急性腰扭伤。

取穴：养老穴。针刺后患者顿感腰部憋胀，反复捻转，气至病所，术者手尚未离针时，已觉疼痛大减，嘱做腰部活动，待一分钟后下蹲、前屈、后伸运动基本不受限，起养老针后上床于腰部包块最痛之处深刺，并拔罐，约 10 分钟后起针罐。检查腰部仅重按时略痛，肌肉痉挛之包块消失，为一次治愈。

（甘肃中医学院　龙文君，张全明）

十三、大包穴治疗急性腰扭伤

余某，女，38 岁，工人。主诉：由于搬物不慎右侧腰部扭伤，就诊时手持拐杖，不能弯腰与起坐。检查：腰 4 至骶 1 右侧压痛，肌肉板滞，证属气滞血瘀。

取穴：大包穴。针刺后能弃拐行走，疼痛大减，活动基本如常，第二天原方针刺，上述症状消失，活动自如。

按：①《灵枢·经脉》篇记载，"脾之大络，名曰大包，出渊液下三寸，布胸胁，实则身尽痛，虚则百节尽皆纵，此脉若罗络之血者，皆取之脾之大络脉也。"突出了脾与四肢百节的联系，也明确指出这一支络脉象网罗般的绕络全身，统诸络脉，如有瘀血的症状，可取其本经大络大包，故该穴对气滞血瘀的扭伤起到了活血通络，通则不痛的作用。②大包穴位于胸部，不宜深刺，以免发生气胸等。③应用大包不需活动患部，因此病员可采取卧位针刺，亦可减少晕针。

（南京医学院附属第一医院　徐静霞）

十四、龈交穴治疗急性腰扭伤

采某，男，22 岁，战士。患者于 1986 年 4 月 22 日上午因搬运东西时扭伤腰部，当时腰部疼痛剧烈，站立、行走、翻身困难，由其他战士背来门诊。查体：表情痛苦，不能行走，腰部活动受限，右侧腰部肌肉紧张，明显压痛，无明显放射痛。X 线检查：平片系腰椎骨质无异常改变。诊断为急性腰扭伤。即令其仰卧位用针刺龈交穴有酸胀麻重传导感，边针边活动腰部以不疼为度。嘱卧床休息半天，当夜即能活动行走，次日诸症消失痊愈。

龈交穴（在口腔前庭，上唇系带与门齿缝微上之移行部处），取坐位或仰卧位，用左手拇指和食指提起上唇取穴。在龈交穴处常规消毒后，用右手持一寸半毫针刺入龈交穴使患者感觉酸胀麻重、传导感，令患者转动身躯以不痛为度，然后留针。每日针两次为一疗程。以一个疗程为疗效观察，超过一个疗程为无效。

按：根据《灵枢·终始》说"病在下者，高取之"的取穴原则。用龈交穴治疗急性腰扭伤。因为龈交穴是督脉上最后一个穴位，督脉起于胞中，下出会阴后，行走于脊背正中，最后终止于上唇系带根部龈交穴。每因负重闪挫，跌仆撞击，姿势不正扭伤腰部，虽无皮破出血，但由于外力作用造成经络受损，气滞血瘀，则阳气运行受阻，致功能失调造成腰痛功能受限。而督脉为诸阳之海，有总督诸阳的功能。当针刺龈交穴位，能调节诸阳元气，使气血周流于全身，从而使伤部气血得于疏通，改善了局部血行及营养作用，所以疼痛消失，紧张缓解，功能恢复。

十五、腰穴治疗急性腰扭伤

辛某，男，45 岁，农民，1991 年 12 月 17 日就诊。自述半天前弯腰抬重物时扭伤腰部，腰部疼痛难忍，咳嗽时加剧，由家人扶来就诊。查：患者呈急性痛苦面容，直腰慢步，两侧腰肌紧张，以右侧为甚，直腿抬高试验阳性。X 线检查无异常。针刺后，当即腰部舒松，疼痛大减，并能前俯后仰。1 次治愈。

取穴：握拳，手掌横纹尽端延长与第二掌骨的相交点为头穴；第二掌骨拇侧与第一掌骨相交处为足穴；腰穴在头穴与足穴联线近足穴的六分之一处。

按：生物全息疗法是山东大学张颖清在 1973 年提出的。认为根据穴位分布的全息律，第二掌骨侧存在着一组穴位群，如果以其对应的身体部位或器官来命名（即分别命名为头穴、颈穴、肺穴……），则这些穴位的排列，恰似人体在这里的一个缩影。人体患病后，在这里会出现反应点，通常也就是相应的穴位。对这些穴位进行刺激，可以达到治疗疾病的目的。

本疗法具有法简效速的特点。在应用中，应注意取穴准确，针入后如无强针感，须将针尖变换方向，直到获得最强针感。同时应遵循同侧对应原则，即如左侧痛剧，则取左手穴；右侧痛剧，则右手取穴。

第十二节 坐骨神经痛

坐骨神经痛是指坐骨神经本身或周围结构病变引起的坐骨神经通路及分布区的疼痛。由于发病的原因不同，常见于坐骨神经炎、根性坐骨神经痛、干性坐骨神经痛。诊断直腿抬高试验阳性，属于祖国医学"痹症"之范畴。多因风寒湿邪，气滞血瘀闭塞经络所致。

一、夹脊穴治疗坐骨神经痛

李某，男，62岁，1989年5月就诊。主诉：右下肢麻木疼痛两周，呈持续性钝痛，甚之疼痛呈烧灼样或针刺样疼痛，夜不能眠，右腿直腿抬高试验阳性，右下肢臀点、腘点、腓肠肌点及踝点有压痛，取右腰4，5，骶1，2，3椎夹脊穴，针刺1.5~2.5寸深，针尖向内直刺有麻胀感，连针8次病愈。

二、外关穴治疗坐骨神经痛

赵某，男，52岁，工人。主诉：右侧腰疼痛半个月，腿外侧有触电样串痛，日轻夜重，行走困难，曾针刺环跳等穴，效果不明显。检查：痛苦面容，营养中等，右侧直腿抬高30度，右侧环跳穴处有明显压痛，局部无红肿，脉弦，舌苔薄白。诊断为坐骨神经痛。

取穴：外关。采用提插捻转之泻法，右侧腰腿部感觉发热后，直腿抬高50度，次日复诊又同上法治疗而愈。

（鸡西市柳毛矿医院 鲁静杰）

三、环跳穴治疗坐骨神经痛

张某，女，30岁。主诉：右侧腰腿痛3个月，阴雨加重，在当地医院X线拍片未见异常。抗"O"1：700滴度（陆氏单位），类风湿阴子阳性，经治疗效差而前来针灸治疗。检查：脊柱正常，腰椎3、4处靠左侧有压痛，右髋部及腘窝、小腿外侧均有压痛，左腿直腿抬高试验阳性，跟腱反射减弱，诊断为坐骨神经痛。

取穴：环跳穴。嘱病人侧卧位，患肢向上，取环跳穴，用捻进捻退手法进针3寸，患者感到局部有触电感，且向大腿后侧及小腿外侧放射，直至足趾，这样又持续进针3分钟，病人感到疼痛减轻，留针40分钟，当起针后能自己翻身，并能站稳，共治疗4次而愈，二年后随访未见复发。

按：环跳穴虽属足少阳胆经，与足太阳膀胱经、足少阴肾经交会，因此能治疗足太阳膀胱经病，腰腿病，针刺环跳穴治疗坐骨神经痛可以收到良好效果。并观察到急性发病者较慢性发病者高，奏效迅速，针刺到一定深度时可出现触电样感觉，且沿大腿后侧放射到足趾，效果最好，大部分病例当时即可奏效，但也有少数病例需要较长时间的治疗。经72例治疗，临床治愈59例，显效7例，进步4例，无效2例，总有效率97%。

（咸阳市第一人民医院　陈学义）

四、臀痛奇穴治疗坐骨神经痛

陈某，男，56岁，北京东风农场科技开发公司总经理，1989年8月1日诊。主诉：右下肢间断疼痛二年，近期加重，行走困难。检查：疼痛部位为臀部沿大腿后位，向小腿后外方及足背外沿放射，咳嗽时加重，直腿抬高试验阳性，跟腱反射减弱，X光拍片检查，L3、4、5椎体边沿唇样增生，L4、5椎间隙狭窄（呈右窄左宽）。临床诊断：继发性坐骨神经痛。采用28号3寸一根毫针，患者取坐位，局部常规消毒，针刺患者左侧肩外陵，针感明显向大腿内侧、足趾足面传导，病人感到腰及下肢沉重感消失。继用食指和拇指点压风池、大椎，疼痛明显减轻，起针后继用中药离子导入治疗 40 分钟，连续治疗 12 次疼痛消失，临床症状消失，功能恢复正常，临床治愈。

按：整体交叉针刺平衡论源于中医整体辨证学说，其中包括针刺九法中的巨刺针法和远道针法等。人体是一个整体，经络构成机体中的信息网络系统，一旦机体的某一病位发生病变，从整体讲其病变部位就失去了平衡，上肢与下肢比较，下肢就失去了平衡，如果在患病的下肢实施针刺、按摩、强行扳拉等破坏性治疗，人为地加重了病人的痛苦，尤其炎症期容易加重局部的炎症、水肿和临床症状，改为交叉治疗健侧的方法实施破坏性治疗，促使上下两肢达到平衡，症状就消失了。

整体交叉平衡论的观点亦可符合大脑皮层机能定位运动分析器的左右交叉支配的"倒人形"的现代理论。外界刺激后，通过经络输入人体大脑皮层相应中枢，通过中枢的调节控制作用达到控制病情的作用。

五、顶穴治疗坐骨神经痛

陈某，男，62 岁，工人。主诉：左下肢痛，反复发作五年，左臀部疼痛明显，夜间加重，疼痛时不能行走。左环跳承山穴有明显压痛。诊断为坐骨神经痛，治以行气活血，通经止痛。

取穴：双侧"顶穴"。用泻法，起针后症状缓解，而后单取左侧顶穴治疗，九次诸症全消，嘱其加强腰背肌锻炼，一年后随访，未见复发。

（江西省南昌市公费医疗门诊部　程晓天）

六、双阳穴治疗坐骨神经痛

王某，女，45 岁，农民，1982 年 10 月就诊。主诉：5 年前在田间劳动时不慎引起右侧腰腿痛，曾用中医药及针灸治疗，效果欠佳。检查：患者右侧腰骶部疼痛，并向大腿后外侧传导，足背部伸屈不利，步行困难，活动自觉加重，患肢殊冷，舌体胖嫩，舌质淡，苔薄白，脉沉细，脉症合参，证系风寒湿三邪气杂至合而为痹，当散寒利湿，祛风通络。诊断为坐骨神经痛。

取穴：双阳穴。平补平泻，留针 30 分钟，每日一次，先后治疗 12 次，诸症全消，一年后随访未复发。

按：本穴解剖位置：内侧为臀下动、静脉臀下皮神经，深部为坐骨神经，股部还分布着外侧动静脉分支，股皮侧皮神经及骨神经分支，该穴由表至里布满丰富的血管、神经、肌肉，又是二阳经之奇穴，故针刺此穴具有疏通经络，调和血脉，行气镇痛的功能，如能配合艾灸更能增强渗透作用，温经散寒，祛风去湿、活血散瘀。

（河南省睢县中医院　聂汉云等）

七、耳针治疗坐骨神经痛

宋某，男，31 岁，工人，1988 年 8 月就诊。主诉：右侧腿痛 2 年，走路困难，遇冷加重，疼痛部位以臀部沿大腿后侧向小腿部放射，以小腿后侧最明显，并伴有麻木、直腿抬高试验阳性。诊断为坐骨神经痛。

取穴：耳针取右侧坐骨神经穴，腿痛当即减轻，直腿抬高验近 90°，留针半小时，次日就诊症状明显好转。

（唐山市中医院针灸科　崔允孟）

八、后溪穴治疗坐骨神经痛

吴某，男，38 岁，农民，1988 年 9 月就诊。主诉：右下肢放射性疼痛 5 天。病史：10 天前因抬重物用力过猛突发腰痛，活动受限，5 天后腰痛减轻，但疼痛位置开始向下肢呈放射性疼痛，逐日加重，近两天阵发性加剧，咳嗽时加重，行走困难。检查：直腿抬高试验 45°，腰椎旁点、臀点、腘点压痛（＋＋＋），X 光片示腰椎间盘脱出。诊断为根性坐骨神经痛。

取穴：左侧后溪穴。局部常规消毒，用 5ml 无菌注射器取地塞米松 5mg，注入穴中，边推药边活动下肢，病人自述疼痛减轻，次日又注一次疼痛显著减轻，为巩固疗效推拿三周后痊愈。

按：后溪穴是手太阳小肠穴，经脉所注为输，也是八脉交会穴之一，通过督脉。《百症赋》中说："后溪、环跳，腿痛刺而即轻"。配合注入一定药物，起到疏通经气，调整十二经脉，使气血畅通，故通则不痛。

（河北省麻城市医院　武建平）

九、小刀针治疗坐骨神经痛

黄某，男，47 岁，干部，1989 年 4 月就诊。主诉：腰腿痛反复发作 6 年，症状时轻时重，近日劳动后腰痛又发作，呈隐钝痛，时见热辣痛，左腰痛甚，伴左腿疼痛麻木，时痛如裹，不能直立步行，不能弯腰抬物，呈踡曲侧卧位，辗转不安。检查：腰椎两侧肌腱紧张，左腰肌外观膨隆，触压疼痛，腰活动度为左右各 10°、前 10°、后 0°，左腿直腿抬高小于30°，左髂嵴中点下 2cm 处可触及硬细之索状物，深触压胀痛难耐，X 片示 L 3、4 侧缘致密唇样突起，诊为继发性坐骨神经痛，于 L 3 左旁开 2 分和左髂嵴中点下 2cm 处进针，得气后进行大幅度剥离松解，术后患者自觉疼痛大减，腰腿顿时轻松，翌日能下床走路，惟尚觉隐痛，下蹲及腰屈伸运动尚欠便利，1 周后于原处第二次施术，并在 L 3、4 间右旁开 1cm 处加一个进针点，并予活血祛痰，温经通络，壮骨健肾等药物调理一个月，诸症消失，腰部活动自如，随访半年无复发。

治疗方法：①进针点的选择，根据患者的主诉、症状和 X线片提示，医生用拇指触诊法找到无菌性炎症病变的软组织（一般呈粘连，硬结，增生团块，或条索样物），进而确定疼痛麻胀最强烈最明显之点作为进针点。②刀针具的选择根据进针部位软组织的厚度和周围的解剖关系，选择适当长度的刀针具，一般是肌肉丰厚处用长刀针，肌肉浅薄处用短刀针。③操作方法，为避免可能污染和掌握好进针深度，可用消毒纱布包住消毒后的针柄，和部分针体（预先估计好进针深度），持针法和使用毫针的方法基本相同，但为了加强进针力度，可以用左手扶助，要特别注意不要碰触纱布包裹之外的针体，进针部位常规消毒，避开大血管神经，或内脏进针，刀口应与进针方向的肌纤维走向平行，针与皮面呈 45 度角刺入。进针时一般需用爆发力，但针过皮肤后用力要适度，经皮肤、皮下组织、筋膜、肌肉、骨膜等针进入病变区域时，酸麻胀感特别强烈，此时即可停止进针，继而先进行纵行剥离，然后作横向剥离，出针后用清毒棉签按压针口片刻，每个痛点针刺间隔时间为一个星期，多处痛点交替针刺不受时间限制。

注意事项：①掌握适应证。小刀针疗法只适用于骨伤科疾患中的慢性软组织损伤患者，准确地找出显示组织病理变化的压痛点是治疗取效的关键。有红肿痛热的急性炎症损伤，应禁用小刀针，同时，必须除外骨关节结核、风湿热、化脓性骨髓炎、结石、转移性癌肿等疾病；有出血倾向，精神脆弱或有晕针史者亦不适用小刀针治疗。②小刀针由于针体粗长，施术不用麻醉，必须做好受术者的思想工作，消除顾虑，主动配合治疗。③小刀针的针刺部位一般只选择在腰背部、颈肩后、臀部、肢体外侧，其他部位应禁用或慎用小刀针。④针具必须经过严格的高压消毒，方可使用。

按：临床意义上的软组织损伤，包括单纯性局限性软组织损伤和骨性因素的软组织损伤两类，但两者也可互为因果。虽然单纯性局限性软组织损伤在临床上并不少见，但几乎所有的骨关节慢性实质性病变最终都可导致附近软组织的病史，出现粘连、硬结，增生硬块等。这些病变的组织刺激和压迫周围血管、神经，引起麻木、疼痛。现代医学认为，这是关节囊及其周围组织伤害感受器的神经冲动。这种冲动的产生和延续，显然也产生和加重相应关节的活动障碍，同时无菌炎症产物亦可刺激骨赘形成，引起病理性骨质增生，加大对周围血管和神经的压迫，促进软组织无菌性炎症的发展，使临床症状发生。小刀针由于其具备独特的结构，能对粘连硬结、增生团块的软组织进行有效的切割分离，松解疏通，当然也就解除对周围血管神经的压迫，消除肌肉、筋腱韧带的紧张性，达到通则不痛的目的。同时，小刀针既然是针，就必须具备传统中医针刺的功能，诸如调节植物神经系统功能，消除末梢神经的冲动，改变组织化学环境，提高机体免疫机制，促进炎症的消失和功能恢复等。

（广西德保县人民医院　黄荣武　李春涛　余采葵）

十、下秩边穴治疗坐骨神经痛

孙某，男，25岁，转业军人。半个月前突然右髋痛并向大腿及足跟部放散，走路、站着及卧位疼痛加重，15天来只能坐着睡觉。喜暖，遇寒则疼剧。经用强的松穴封，中西药治疗均未缓解，于1985年5月来门诊针灸。查体：痛苦面容，发育正常，第四腰椎右侧压痛阳性，右臀压痛阳性，右腿拉塞格试验阳性，右委中、承山压痛均为阳性。腰椎正、侧位片正常。舌苔薄白，脉弦。诊断为右坐骨神经痛。取下秩边穴为主进行治疗。首次治疗后，走路不痛，当晚可躺下睡觉，一夜未痛。次日稍痛，又继续治疗四次痊愈，至今未发。

治疗方法：治疗组：主穴为下秩边穴，配穴选殷门、委中、承山、阳陵泉、昆仑、阿是穴。每日治疗一次，10次为一疗程。每疗程后休息3天。

下秩边穴取穴及手法操作：下秩边穴在股骨大转子尖至坐骨结节连线中点偏内侧。操作时，患者取侧卧位，将下腿伸直，上腿屈肢，使腘窝约呈130°角。取4~7寸长的30号毫针垂直刺入（进针的深度据患者人体胖瘦而定），针感直达下肢及足趾。

按：笔者应用下秩边穴为主治疗坐骨神经痛之所以收到满意疗效，主要是因为针刺下秩边穴比秩边穴得气快，气速效速，气迟效迟。从解剖学分析，人体侧卧时下秩边穴正位于坐骨神经的体表投影上，而秩边穴下是臀下神经和股后皮神经，其外侧为坐骨神经，故针刺下秩边穴，可直接刺激坐骨神经干调节其功能，从而获效快，治愈率高，所需针治次数少。本人体会，病程越短，治愈越快，一般以泻法为好。

（锦州医学院附属医院针灸科　李宏媛）

第十三节　慢性腰肌劳损

劳损是指无明显外伤而引起的腰部疼痛，亦称"慢性劳损"。部分病人在发病初期曾有扭伤、跌伤等外伤史，虽经治疗但未痊愈而延成慢性腰痛，但将近半数或半数以上的"慢性劳损"病人并无明显外伤史，除局部有压痛外多无阳性体征，而在组织内部，如韧带、筋膜等组织确有小的损伤存在，故有人认为腰部劳损即是腰部软组织的慢性损伤。

发病机理多见于创伤学说（明显的暴力，扭伤、摔伤、跌伤等），积累性损伤学说（长期反复的腰部轻微劳损、劳动过度，长期处于不良姿势），寒湿潮湿学说（寒冷、潮湿、风邪的侵袭，或季节变化），畸形学说（腰骶部畸形），临床症状似疼痛（隐痛、酸痛、胀痛，少数病人有剧痛）、压痛（腰筋可找到一个或几个压痛点）、放射痛，肌肉痉挛、功能障碍为主要五大症状。

一、肾俞穴治疗慢性腰肌劳损

王某，男，56 岁，1990 年 7 月就诊。主诉：腰痛 5 年，轻时常有痛感，重则俯仰转侧不得，睡后翻身起床均痛，活动后减轻，经中西医长期治疗未愈。检查：除血沉稍高外余无异常。触诊腰大肌有敏感压痛，左侧块痛点显著。西医诊断为慢性腰部劳损。中医辨证寒湿积聚，气滞腰俞，以针刺肾俞穴施治，针感良好，传导至腿、膝、足。针感渐渐缩小，痛感减轻，其针刺 15 次痊愈。

按：腰脊为身之大关节，诸脉贯脊络腰节，腰肌内属肾脏，诸经中任督带皆会于腰，若因寒湿侵袭挫伤撞击，均可导致气血凝滞，脉络失和，不通则痛，故针刺肾俞穴，使经气通畅，气血流行，疼痛自止。

（四川泸定县中医院　范立新）

二、大椎穴治疗阳虚背寒身冷症

张某，女，35 岁，1990 年 3 月 28 日就诊。患者 5 年前产后受凉，一直背寒身冷，早晚时作振栗。冬季穿厚棉衣裤紧靠火墙仍有凉意，晚上须盖两床厚棉被；夏季仍须穿薄棉衣或毛衣裤，甚则复以厚被。常兼头项背部作痛，多处就治无效。舌质淡红有齿痕，苔薄白，脉沉缓，即于针柄灸大椎治疗。两次后诸症明显减轻，3 次后不慎受凉，各症又复如初，治法同前，加用走罐，治疗 4 次后，诸症告痊，随访 1 年未复发。

治疗方法：患者坐位，大椎穴常规消毒后取 1 寸毫针向上斜刺 0.5~0.8 寸，中等刺激，得气后在针柄上嵌入艾柱 1 寸，灸 3 壮，每日 1 次。7 天为 1 疗程，治疗 1~3 个疗程。

按：阳虚背寒身冷，在临床中较为常见，病久常致营卫失和，气血不调，变生诸症。大椎系与手足三阳经之交会穴，全身阳经阳气荟萃处所，其统摄全身阳气功效远非他穴可比，针之通其输，和营卫，调气血。艾叶秉性纯阳，擅回垂绝之阳，俾通行二十经，理气血，逐寒湿，暖胞宫，针大椎得气后灸之，艾温热之性透达肌腠，久可起沉寒，即阳光一布，阴霾渐消。传统认为大椎"针劳"（《行针指要歌》），乃指治诸虚劳损而言，故穴名又称"百劳"。阳虚自汗用之效佳，其温阳益气固表之功可知。病例中治疗两次即显效，因不慎受凉，诸症复发，治法同前，佐推罐助辛温解表，奏效甚捷。

（新疆医学院第二附属医院针灸科　彭素兰）

第十四节　增生性关节炎

增生性关节炎亦称骨性关节炎，或肥大性关节炎或老年性关节炎。多发生于 40 岁以上的成年人。四肢活动多，负重大的关节及腰、颈椎为其好发部位，一般发生于腰椎者称增生性脊椎炎，颈椎者称颈椎病，一般认为组织变性与积累性劳损是骨性关节炎的主要致病因素。临床症状：发生于四肢关节者多累及膝、骶、肘及指关节，早期症状为关节酸痛及活动不灵活，晨起时尤为明显，活动后减轻，活动多或劳动后症状加重，关节局部一般无红肿热等表现，可有轻度压痛，关节活动时可有比较粗糙的摩擦声，晚期骨膜和骨质均有明显增生，关节可有肿胀、畸形及活动受限，疼痛及压痛比较明显，发生于腰椎者（增生性脊椎炎）以慢性腰痛为特点，有时合并坐骨神经痛，检查腰椎生理前凸减小或消失，腰椎活动轻度受限，受累腰椎有轻度的压痛及叩击痛，发生于颈椎者病人多有颈后痛，颈肌痉挛及颈部活动不灵活，放射痛因受累部位不同而异，侵犯下位颈椎者可有肩、上臂、前臂或手部放射痛，侵犯上位颈椎者可有后头部疼痛。X 光检查四肢关节边缘可有唇样骨质增生，关节间隙变窄，关节端骨皮质致密，晚期可有关节不整齐及骨端变形。增生性脊椎炎常累及腰椎，尤以下腰椎为多，椎体边缘有明显的唇样骨质增生，椎间隙变窄，关节突关节模糊不清等改变，颈椎可见 C5-6，C4-5，C6-7 示颈椎生理前凸减少或消失，椎间隙轻度变窄及骨质增生，斜位片可见椎间孔变窄或骨质增生。

一、夹脊穴治疗增生性脊椎炎

么某，女，45 岁，工人。主诉：左下肢疼痛半个月，伴腰痛不可俯仰，不得仰卧，呈"弓"形蜷卧，翻身及左下肢屈伸时疼痛加重，遇寒痛甚。直腿抬高 10°，第 4、5 腰椎两旁明显压痛，舌质暗淡，舌苔白腻，脉弦滑，X 光片显示"腰椎增生性关节炎"，无其他阳性体征。病属肝肾虚损，又受风寒湿邪侵袭人体，流注于经络所致，治以祛风除湿，通络散寒，佐以补肝肾强筋骨之法。

取穴：腰椎夹脊穴。取相应病变椎体部位的夹脊穴，夹脊穴位于脊柱两侧，第一颈椎起至第五腰椎止，每椎棘突旁开

0.5寸，刺颈部夹脊，患者取坐位或俯卧位，刺腰部夹脊患者取俯卧位，夹脊穴向棘间韧带进针1~1.5寸，施轻度均匀的提插手法，使感应有四肢扩散，以有放电样针感向对侧脊柱或者肢体传导为好，第一次针后疼痛明显减轻，肢体活动好转，共治疗20次，疼痛消失，直腿抬高75°，腰部活动正常，行走自如，临床治愈，追访3年，腰痛腿疼未曾发作，每日坚持工作。

（天津中医学院二附院　侯冬芳）

二、夹脊穴治疗脊椎增生症

　　张某，女，51岁，1984年11月就诊。主诉：腰痛伴左下肢疼痛麻木1月，步履困难，逐渐加重，经按摩治疗5次，症状不但未见改善，反而两下肢不能抬步，卧床不起。检查：L4、5棘突左歪，局部压痛明显，腰部活动受限左下肢直抬试验（+），左下肢有明显感觉障碍，X光摄片提示第1~5椎体肥大。诊断为增生性腰脊椎炎，并发坐骨神经炎。

　　取穴：夹脊穴，用电针夹脊穴治疗一个疗程后，即觉症状明显改善，腰痛和下肢麻木疼痛基本消失，腰部活动改善，唯左下肢时有胀痛，第二疗程结束时症状已消失，能恢复工作和家务劳动，随访一年未见复发。

　　按：①脊椎增生症是中老年人常见的慢性退行性病变，以颈肩臂和腰腿疼痛为主症，伴有脊神经受压者往往在该神经分布区域出现麻木刺痛、蚁行等感觉异常症状，常因外感风寒和疲劳后症状加重，属痹症范畴。②夹脊穴属经外奇穴，其定位在颈胸腰各椎棘突下面旁开0.5寸，临床取穴时常令患者俯伏或俯卧，于脊椎棘突间两侧离正中线外侧0.5寸处取穴，根据此穴的局部解剖，取穴在横突间的肌肉和韧带中，因穴位位置不同，涉及的肌肉也不同，一般分为三层，浅层为斜方肌、背阔肌和菱形肌，中层有上下锯肌，深层有骶棘肌和横突棘突间的短肌，每穴都有相应椎骨下方发出的脊神经后支及其伴行的动脉和静脉丛分布，而脊神经后支属感觉根，它含有后根感觉纤维，所以当脊椎增生时肯定会压迫脊神经的后支，而后根病变时，最重要和最常见的现象是出现神经根痛，性质为钝痛、刺痛，沿神经根分布放射，咳嗽喷嚏用力时疼痛加重，此时各种感觉消失或减退，反射消失和减弱，故针刺夹脊穴就能直接刺激脊神经后支，调整其神经功能，消除或缓解临床症状，由此可见，此即临床治疗的关键所在。③针刺夹脊穴要注意针尖必须向脊椎方向斜刺，以便直接刺激脊神经后支，进针后要行平补平泻手法，使产生针感，再加电针，视病人的耐受程度而用相应的刺激量。

（江苏省赣榆县中医院　商安泽）

第十五节　骨性膝关节炎

骨性膝关节炎多见于中老年人，常与创伤史，静力失调，骨营养改变及年龄、体态、职业因素有关。临床以关节疼痛、僵硬，活动受限，活动时可伴有摩擦响声，有的病人关节腔积液或畸形。X光拍片可见关节间隙变窄，关节面硬化，关节边缘骨质增生。属于中医的“骨痹”等范畴。

曲池穴治疗骨性膝关节炎

高某，女，60岁，四川绵阳市某厂退休工人。右膝关节疼痛间断两年，于1991年10月15日就诊。检查髌骨内侧缘压痛阳性，X光拍片检查示右膝关节骨质增生，临床诊断为骨性膝关节炎。治以整体平衡针刺疗法，取穴曲池穴。方法交叉取穴，手法为泻法。患者取坐位，屈肘关节呈45°，局部常规消毒。采用28号毫针3寸一根，行直刺法，患者自述针感强，患处有一股热感。令病人活动患肢，疼痛显著减轻。间断治疗两个疗程，功能恢复正常，疼痛消失。

第十六节　类风湿性关节炎

本病为结缔组织疾病，主要侵犯关节和腱鞘滑膜，常累及皮肤、眼、心脏、血管或其他器官。病因多见于感染、过敏、内分泌失调、家族遗传、免疫反应等因素。女性多于男性。

临床症状 75% 为隐匿起病，先有疲劳、倦怠感，体重减轻，食欲不振，低热，手足麻木等。起病急骤者可有发热，有时可为高热。受累关节常从四肢远端小关节开始，多为对称性关节炎，表现有红、肿、热、痛及功能障碍，自发性或游走性疼痛。以后再累及其他关节。20%～30% 的人皮肤可出现类风湿结节，多发生于皮下和滑膜。

中医称之为"痹症"，"历节病"。

梁丘穴治疗类风湿性关节炎

李某，女，52 岁，广东教育学院职员。双膝关节肿痛一周，行走困难。患者双膝关节肿痛反复发作已有十多年，阴雨天时则疼痛加剧，曾在中山医科大学附属医院检查诊断为类风湿性关节炎。近一周来，双膝关节肿痛复作，行走不便，时觉双膝关节发热。查：双膝关节畸形，肿胀，局部不觉甚热。证属局部经络不通。急则治标，故治以消肿止痛。取足阳明胃经之郄穴梁丘及足少阳胆之合穴阳陵泉，疏通局部痹阻之经络，采用温针灸，治疗五次，肿胀、疼痛大减，继续治疗一周后肿痛全消，随访半年未复发。

（广州中医学院针灸系　　陈浩忠）

第十七节　腰骶关节棘突间韧带损伤

腰骶关节棘间韧带损伤是以腰 5 及骶 1 为常见的下腰部疼痛之病症。其病因为介于棘突之间的韧带因腰部的正常或非正常的屈伸动作经常受到牵拉、挤压、磨损造成变性，随着年龄的增长其程度加深。此外，骶骨关节无活动性，缺乏缓冲外力和吸收振荡的能力，以靠棘间韧带来维持脊柱的稳定性，这就是造成腰骶之间韧带最易受损的主要原因。

其临床表现为下腰部疼痛，痛点多在腰 5、骶 1 棘突间韧带处，其次影响正常的前屈后伸，甚者疼痛剧烈，活动受限。

养老穴治疗棘间韧带损伤

郭某，男，54岁，1988年4月就诊。主诉：腰部疼痛10年余，近日加重。查：腰5、骶1间棘间韧带处有明显的压痛点，后伸位按压时疼痛加重，疼痛剧烈，腰部活动困难，X线骨质未见异常。诊断为棘间韧带损伤。

取穴：双侧养老穴。患者取坐位或卧位，局部常规消毒，针尖向前臂方向快速进针，抵1～1.5cm用捻转提插强刺激手法，使之出现酸麻胀重感，并使针感向肘、腋部放射，并让病人逐渐活动，留针30分钟，中间行针1次，每日一次，10次为一疗程，按上法治疗二个疗程后腰部活动自如，症状消失，追访一年未见复发。

按：养老穴是手太阳经郄穴，具有舒筋通络的作用，它深集手太阳经络之气，是经脉气血曲折汇集的部位，具有治疗急症的特点。

（鸡西市中医院 李奎斌）

第十八节 腕管综合征

腕管综合征其病因为正中神经受压引起的手掌桡侧3个半手指麻木或刺痛等神经症状。一般夜间加重，特别手部温度升高时更加明显，偶向上肢放射至臂或肩部，冬天还可见手指发冷、发绀，手指活动不便，拇指外展肌力差，严重者可见鱼际肌萎缩，皮肤发亮，指甲增厚，患指溃疡等神经营养障碍等。

九针刀治疗腕管综合征

李某，男，52岁，会计师，1990年4月就诊。主诉，右腕部刺痛，第1、2、3、4手指麻木，患手握力减弱，劳累后症状加剧。近年余，先后经针灸、药物、按摩、理疗、局部封闭、艾疗法症状未减。症见患侧手指无力，活动笨拙，腕部压痛呈放射性，患侧三个手指麻木、疼痛，被动背伸腕关节疼痛加剧，采用九针刀治疗，三天后症状解除，功能恢复，背伸腕关节症状消除。

治法：将患侧前臂平放位，尽量背伸腕关节，按压腕横韧带部，寻找其压痛点，确定腕横韧带位置，绘出标记，常规皮肤消毒，注入2%普鲁卡因2~4ml，先用九针刀的三角刀刺入皮下，刀口约0.5cm，同时做局部切痕，切开后用弯钩刀在切痕处平行刺入患处，当达到腕横韧带，避免伤及正中神经，慢慢地向远处钩割，同时可听到钩割韧带的"喳喳"声，将腕横韧带割断，当到针下有松动感时，即出针，腕部疼痛、麻木症状立即消失，感觉松快，握掌有力，刀口不必缝合，以清毒敷料敷2天。

按：腕管综合征是由于腕管内肌腱周围组织的慢性炎症性增生，在此通道内增加了容积，使腕管相对变窄，而出现挤压神经和血管的症状。笔者根据《内经》中提出的"以痛治腧""治在燔针劫刺，以和为数"的理论，即："不松则痛，以松治痛，痛则不松"的原理，结合现代的软组织松解术，以达到调节神经，改善局部血液循环，松解痉挛的肌腱及筋膜粘连，促进组织的新陈代谢。从临床实践中体会到，九针刀治疗腕管综合征，是一种简便有效的方法，不用开刀，伤口不用缝合，无疤痕，往往一针见效，是一种值得推广应用的方法。

（江西省宗江县中医院伤骨科　周游）

第十九节　拇指功能障碍

拇指功能障碍主要为外伤引起的拇指屈指肌腱损伤所致。日久形成软组织粘连，拇指关节功能活动受限，不能屈曲。

列缺穴治疗拇指功能障碍

马某，女，24岁，工人，1979年11月就诊。主诉：右拇指挫伤一个月，疼痛活动困难。查：局部关节肿胀，拇指内收、外展、对掌均受限，X光拍片未见异常。诊断为右侧第一腕掌关节软组织挫伤。

取穴：左侧列缺穴。得气后疼痛减轻，功能部分恢复，可以对掌，留针 30 分钟，连续针刺 10 次临床治愈。

（唐山市中医院　崔允孟）

第二十节　急性肠梗阻

急性肠梗阻多为腹腔内容物急性通过障碍引起一系列局部与全身的病理变化所致，是一种常见的急腹症之一。临床症状为腹痛、呕吐、腹泻，停止排便、排气（痛、吐、胀、闭四大症状）为主要表现。急性肠梗阻常见于单纯性肠梗阻、麻痹性肠梗阻、蛔虫性肠梗阻、粪块或食物团堵塞型梗阻等。局部检查有压痛，反跳痛，肌紧张一般采用针灸中医中药效果较为理想，中医辨证为"关格"、"肠结"、"腹胀"之范畴。多见于饮食不节，劳累过度，寒邪凝滞、热邪郁闭，湿邪中阻，瘀血留滞、燥屎内结或蛔虫团等因素所致。

足三里穴治疗急性肠梗阻

李某，男，60 岁，农民。主诉：腹部阵发性疼痛伴腹胀一天，未解大便，无肛门排气。数年前曾行过胃大部切除术，入院前五个月又因粘连性肠梗阻进行过粘连松解术。查体：神清，痛苦病容，呻吟不止，T38.2℃，P110 次/分，R20 次/分，BP20/10.5kPa，腹部隆起，时有肠型出现腹肌紧张，满腹压痛，时闻气过水声。腹透：肠腔可见数个宽大液平，白细胞 13500 个，N86%，L14%，Hb13.7kg，诊断为急性粘连性肠梗阻。

取穴：双侧足三里穴。取中强刺激辅以艾灸，约 15 分钟患者感腹痛有所缓解出现便意，随后经肛门注入二支开塞露后排出大量稀薄恶臭便，腹部腹胀痛随之消失，患者安然入睡。住院后五天出院。

（空军上海第一医院　张岩）

第二十一节　腹股沟斜疝

腹沟斜疝是指小腹痛引睾丸（睾丸肿痛）的一种疾患。

卧则入腹，站立即垂，中医认为多因肝郁气滞，复因强力举重，操劳过度，致气血郁滞，属于中医七疝中的狐疝。小儿因于先天不固（腹膜鞘状突开放），哭闹、便秘、咳嗽等过于用力（腹腔压力增高），形成疝气。分为寒疝（阴囊冷痛，小腹痛引睾丸）、湿热疝（阴囊肿胀，睾丸胀痛或恶寒发热，尿黄，便秘）。

足五里穴治疗腹股沟斜疝

王某，男，35 岁，1989 年 3 月就诊。主诉：2 天前突感小腹坠痛痛连睾丸，有时可出现恶寒发热，尿黄，便秘，苔黄，脉弦数。诊断为睾丸炎。

取穴：双侧足五里穴。以迎随泻法进针。用捻转泻法捻转六次，用提插泻法提插六次，使针感上传，直达会阴，上冲小腹，留针 30 分钟，每 5 分钟用泻法行针 1 次，出针后，疼痛大减，两次而愈。

按：肝气不调导致血瘀气滞，足五里穴具有宣疏肝气，调节脏腑功能，宣通水道，行滞消胀，泻热止痛，调气机，助气化的作用。足厥阴肝经上行膝内侧，沿着股部内侧，进入阴毛中，绕过阴部，上达小腹，故经脉所过主治所及。

（吉林省大安市中医院　刘国志）

第二十二节　慢性前列腺炎

慢性前列腺炎是成年男性的常见病，现代医学认为病因多由细菌感染所致。致病菌为大肠杆菌、葡萄球菌、链球菌、变形杆菌等。此外，还有一种无菌性前列腺炎，亦称前列腺溢液或前列腺病。慢性前列腺炎的临床症状较为复杂，一为排尿异常、尿频、尿痛、尿道灼痛，大便后，排尿未有白色黏液自尿道滴出（即为滴白现象）；二为疼痛症状，有会阴痛，腰骶部，耻骨上、腹股沟间疼痛，睾丸胀痛，阴茎头部放射痛等；三为性功能障碍，阳痿、早泄等；四为神经衰弱的症状，失眠多梦、健忘、头晕，精神抑郁等。此病往往病发后尿道炎，精囊炎，附睾丸。亦可由身体其他部位的炎症病灶（结肠炎，上呼吸道感染），细菌经血液，淋巴或直接蔓延到前列腺体所致。此外，还与嗜酒、骑自行车、手淫、房事不节，致下元虚惫，湿热之邪乘虚而入，下注膀胱，影响了膀胱的气化功能。

秩边穴治疗慢性前列腺炎

孙某，男，66 岁，1991 年 1 月 8 日收住院。患者曾因尿频、尿急、排尿不畅 3 年，尿潴留 15 天住院，给予留置导尿定期开放，口服前列康等治疗一周无效出院，后以慢性前列腺炎，前列腺增生性尿潴留收入针灸科，主诉小腹胀满难熬，每日须自己插导尿管排尿。检查：形体消瘦，全身浅表淋巴结肿大，心肺（-），肝脾未及，小腹膨隆，膀胱区叩诊呈实音，上界在耻骨上 4.5~5cm。直肠指检：前列腺左右不对称，边缘完整，表面结节不平，中央沟变浅，压痛（++），质硬。B超提示前列腺肥大，前列腺液常规提示卵磷脂小体少许，前列腺液培养有金黄色的葡萄球菌，白细胞（+++）；肌酐、尿素氮正常。针刺取穴：双侧秩边穴为主，配以三阴交。手法：取 4.5 寸长针，针尖向内倾斜 55°~60°，进针 3~3.5 寸，至酸麻胀感向阴茎或者会阴部放射为度，而后强刺激，大幅度提插捻转 5~6 分钟。再接上上海产 G6805-2 型多功能健康仪，将脉冲连续波调到患者感到适宜之强度，刺激 20 分钟，三阴交进针 1~1.5 寸，以平补平泻手法，提插捻转 5 分钟，留针 20 分钟。1 日 1 次。第 3 天起患者则可自行排尿，但量少，而次数较多。2 个疗程后，排尿正常。前列腺液常规复查：卵磷脂小体（+++），白细胞少许，前列腺液培养（-），体重较入院前增加 4kg。

按：慢性前列腺炎的发病因素复杂，目前认为主要由以下几点：①内分泌机能障碍；②腺体的微循环障碍；③腺小管阻塞和腺体功能低下；④感染；⑤自体免疫因素，变态反应等。

概括其病理为腺体长期充血，腺小管阻塞和腺体功能低下所致。祖国医学中无"前列腺"——脏腑，但其发病症状则属"淋症"中的气淋、膏淋、劳淋、白淋和湿热淋范畴。其生理功能又与中医学中的肝、脾、肾三脏关系密切，因脾主运化，为后天之本；肝主疏泄，通利三焦，疏通水道；肾藏精，先天之本，为水脏，主津液。传统针灸理论和现代医学相结合，笔者认为促进前列腺的正常血运，改善腺体的微循环，提高机体免疫力是治疗前列腺炎的关键。以补泻并用法取秩边穴进针，针尖向内侧倾斜，正好刺激支配前列腺的骶3、4神经和腹下丛交感神经，从而加强了神经的调节功能，促进前列腺的正常血液运行，因此，促进了前腺体的炎症吸收，改善了腺体的微循环。同时取太阳、厥阴、少阴之会穴——三阴交，以健脾疏肝益肾，提高机体免疫功能，二穴配合则加速恢复前列腺的正常生理功能。

（杭州市中医医院　骆燕宁　韩崇华）

第二十三节　荨麻疹

荨麻疹属于过敏性疾病，是皮肤黏膜血管扩张，通透性增加，而出现的一种局限性水肿反应。其特征为搔痒性风团，随起随消，消退后不留痕迹，成人和儿童均可发病。首先皮肤有奇痒感，抓之迅速出现大小不等的风团，可自米粒至手掌大。常见者为指甲或五分硬币大小，略高起于周围的皮肤，开展时损害较稀疏，颜色周围稍红，中间稍白，境界清晰，通常为圆形和椭圆形，向周围扩散，可以彼此融合成片。表现为不规则的地图状，能泛发全身。其皮疹 1 日之内可发作数次，每次发作快，消失快，最长不超过 24 小时都可自行消退，消退后不留任何痕迹，皮肤对外界物理刺激特别敏感，用指甲划其皮肤，瞬时局部呈现风团样划痕，亦称皮肤划痕试验阳性。本病亦可发于胃肠道，引起急性腹痛呕吐，腹泻，有时合并发热，白细胞升高等。儿童更易合并感染发热，若反复发作，持续 3 月以上，即为慢性荨麻疹。

现代医学认为病因多为先天性，过敏性体质，诱因如花粉、灰尘、羽毛或动物蛋白性食物鱼、虾、蟹、蛋等，此外，肠道寄生虫和胃肠功能障碍亦可诱发本病。

中医认为腠理不密，汗出受风，正邪相搏，瘀肤发疹，日久化热，伤及阴液，气虚血亏，久病不愈，而成慢性。中医分型为风寒外袭型，风热乘肺型、热毒炽盛型、冲任失调型、心脾两虚型等。属于中医"隐疹"、"风瘩瘤"、"风疹块"范畴。

神阙穴治疗荨麻疹

耿某，女，36岁，工人，于1988年8月3日就诊。急性荨麻疹，病程7天。全身呈花斑样散在型风疹块，瘙痒难忍，7天前曾吃鱼虾，加雨淋受冻，曾用抗组胺类、激素药物治疗，未能控制，由本院皮肤科转来我科。

取神阙穴火罐治疗一次，当晚瘙痒减轻，经二次治疗疹块及瘙痒消失。三次治疗后痊愈，8月24日随访未再复发。

治疗方法：患者平卧，常规消毒神阙穴，用快速闪火法，迅速将火罐扣在神阙穴上，5～10分钟拔一次，连拔三次，每日一次，拔罐局部愈血瘀显著，或起水泡者，效果愈佳，若起水泡，用消毒针头挑破，涂以龙胆紫药水，用消毒纱布裹定，防止感染。

按：荨麻疹是一种常见的过敏性皮肤病，祖国医学称为"瘾疹"。如《素问·四时刺逆从论》有"少阳有余，病皮痹隐疹"。《诸病源候论》载"邪气客于皮肤，复逢风寒相折，则起风瘙隐疹"。发病时皮肤出现鲜红色或苍白色水团，时隐时现，多因卫气不固，肌腠不密，风、寒、实热阻滞经络肌腠之间所致。可因食物、药物、生物制品，外界冷热刺激等因素诱发的一种变态反应性疾病。

神阙穴有"脐中"、"气舍"、"下丹田"之称。它有温阳固脱，健运脾胃的作用，《针灸甲乙经》早有记载，"脐中，神阙穴也，一名气舍，禁不可刺，刺之令人恶疡溃矢出者，死不活，灸三壮"。《针灸聚英》载："主中风不醒，久冷溲利不止，肠鸣，腹痛，脱肛，角弓反张"等。近年来，经过临床实践，不但此穴有美容，抗衰老，灸脐中还可提高机体免疫功能。

（湖北谷城县人民医院　刘光荣）

程某，男，47岁，工人，1991年2月20日就诊。患者患风疹已3年余，时隐时现，遇风则重，经多方治疗无效，邀余诊治。症见白疹遍布全身，面部及腹部尤甚，成片成块，奇痒难忍，舌尖红，苔黄，脉浮数。

取神阙穴拔罐，第一罐停留5分钟起罐，稍停片刻，再拔第二罐，起罐治毕。每日1次，每次拔2罐。二诊时，面部、腹部风疹已明显消退；三诊时，诸疹全部消失，病愈。为巩固疗效又拔一次。治疗期间，未用他法治疗，随访4个月，未再复发。

按：本患属风热与气血相搏于肌表所致，因"肺主皮毛"，取任脉神阙穴，以通调一身之阴气，泄血中之邪热，用拔罐法，可使其局部充血，以祛风活血，而达到消肿止痒的作用。

（山东滕州市酿酒总厂卫生所　袁永珍）

第二十四节　足跟痛症

足跟痛症是指跟骨跖面的疼痛，有时伴有跟骨骨刺，常与跟骨跖面结节的慢性损伤有关。多发生于中年以后的男性，体质较胖者，一侧或两侧同时发病，常同时伴有风湿、类风湿性关节炎、骨性关节炎等。或由足力虚弱，体重骤增，突然长途行走或长时间站立，鞋带不合适等，造成跖腱膜受到突然增加的长期、持续的牵拉时，产生跟骨结节的附着处发生慢性损伤——骨膜炎和纤维组织炎。临床表现为起病缓慢，可有几个月或几年的病史。

一、大陵穴治疗足跟痛症

于某，女，40岁，工人。主诉：半月前，由于受潮湿而致右足跟痛，走路障碍。检查：触及右足跟部压痛明显，脉缓苔薄白。辨证：足跟痛属足少阴肾经，湿邪侵袭足少阴经留而不去着成痹。

取穴：大陵穴。用力提插捻转两分钟后，右足跟部有胀热感，同时触压右足跟疼痛明显减轻，行针五分钟疼痛消失。

（鸡西市柳屯矿医院　鲁静杰）

二、昆仑穴治疗足跟痛症

李某，女，40岁，农民。主诉：足跟痛3月余，经服药打针无效而来诊治。检查：局部无红肿，无明显压痛点。

取穴：昆仑穴。进针0.8寸，使针感传至足跟部，然后接上6835电疗仪，留针20分钟，起针后即感足跟痛消失，行走如常，一次痊愈。

（江西省宁都县中医院　李元华）

三、踝痛奇穴治疗足跟痛症

赵某，女，42岁，北京市怀柔县农民。主诉：右足跟痛2周，于1989年8月15日就诊。临床诊断为足跟痛症。治疗以整体平衡针刺疗法，取穴踝痛奇穴。方法交叉取穴，手法为泻法。患者取坐位，暴露左手，局部常规消毒（此穴位于合谷穴上1cm处）。采用28号毫针1.5寸一根，行快速直刺法，待局部酸麻胀为宜。针感出现以后，令病人活动患处，疼痛消失，经连续治疗3次临床治愈。

第二十五节　急性踝关节扭伤

踝关节扭伤多为走在高低不平，或下台阶不慎，足处于跖屈位内翻，外侧副韧带过度牵拉，引起踝部扭伤。轻者拉伤或部分撕裂，重则完全断裂，并有踝关节半脱位，或并发骨折或骨折脱位。临床表现除有明显的扭伤史，跛行，外踝前下方有疼痛，肿胀，急性时可出现瘀斑。

一、阳池穴治疗急性踝关节扭伤

段某，男，20岁，1968年1月就诊。主诉：排练时不慎跌伤，左足踝部肿痛不能站立，因需参加演出，急让他人背来就诊。检查：左踝部肿胀明显，无明显骨折体征，外踝关节间隙无增宽。诊断为左侧急性踝关节扭伤。

取穴：左侧阳池穴。在患处找到明显压痛点，确定其临近穴位属何经后，在同侧腕部对应经脉找对应点穴位，作为针刺点（即为阳池穴）以泻法行针五分钟，让患者用力踏步，疼痛明显减轻，让患者带针行走，边走边间断捻针，留针 20 分钟，临床治愈。

（湖北省英山县人民医院　周会友）

二、腕踝针治疗踝关节扭伤

武某，女，22 岁，1989 年 5 月就诊。主诉：患者系正值参加田径运动会，由于用力不当，而致右外踝处疼痛难忍，功能严重受限，并要求当即针刺治疗，以参加决赛。检查：右踝内翻受限，且外踝下压痛（+++）。

取穴：①进针区的判定：在损伤部位寻找最敏感的疼痛点，并判断其所在治疗区域，确定进针区，或根据引起局部功能障碍的原因，判断病变所在治疗区域，确定进针区；广泛疼痛的部位，可在最敏感区的两侧再加选所在治疗区域，即可同时选三个进针区。②针刺方法：按腕踝针疗法的要求，将针尖趋向病所，针身横卧真皮下。让患者活动针刺部位，并感觉部位的变化。在刺激部位无任何不适，且病变局部出现较针前好转或恢复正常后，用无菌胶布固定针柄，次日同时起针，一次即可。治疗针尖向下，针好令其活动右踝，其间，"好如以往"，遂用胶布固定，并安慰放心比赛，后获得 100m 短跑全区第 2 名。

按：①辨明病变所在选准治疗区域，是腕踝针取效的第一关。②调针是腕踝针取效的第二关。③合适的针刺深度，是腕踝针取效的第三关。④消除患者心理紧张为第四关。

（宁夏医学院中医系　孙瑜）

第二十六节　痛　风

痛风是因嘌呤代谢紊乱所引起的一种代谢障碍性疾病。临床表现为高尿酸血症，伴痛风性急性关节炎，反复发作，并有痛风石沉积，痛风性慢性关节炎和关节畸形，以及肾小球和肾小管等实质性病变和尿酸结石形成。本病病程漫长，后期常并发肾功能衰竭，动脉硬化，冠心病，脑血管意外等。辅助检查血常规及血沉，在急性关节炎发作期，白细胞可增多，血沉增速，病程长的病人可有蛋白尿、血尿及脓尿，偶见管型尿。血尿酸测定急性期一般超过 420mmol 才有诊断价值，有时也可正常。尤其在使用排酸的药物如水杨酸钠、强的松等肾上腺皮质糖类激素时，尿酸未必增高，缓解期可正常，也可增高。X光片可有助于诊断。中医称为"痰火毒"因发作时局部有红、肿、热、痛而故名。其寒邪为病因，病位在经脉，毒邪入犯与寒邪相结化热，蕴热成痰，故而致血运失常，聚于肌肤腠理而成毒。

皮下针治疗痛风

张某，男，59 岁，干部。主诉：患痛风证已 10 年，每次发病间隔 2~3 年。无家族史，超体重型，有烟酒嗜好。此次发病于 2 个月前因右踝趾扭伤而诱发左踝痛风证，患处肿胀疼痛，夜间不能入睡，用强痛定止痛。局部敷中药消炎剂，内服丙磺苏等综合治疗，但局部仍肿胀疼痛而来我院求治。检查：左踝内侧肿胀，皮肤呈暗紫色，压痛明显，关节活动受限，即予以皮下针治疗。

取穴：选左腕象形处用 0.5 寸毫针刺入皮下，局部无针感，然后持续刺激 10~20 秒钟，留针 20~30 分钟，留针期间患肢不停活动。第一次针后患处肿胀消退 0.5cm，疼痛明显减轻，行走自如，针刺 3 次后（每天 1 次）肿胀完全消退，患处无压痛，共针 5 次而痊愈。正常上班工作。

（辽宁省丹东市五四农场医院　王恒利）

第二十七节　痔　疮

痔疮是肛门常见病之一，临床分为内、外痔。多因蹲厕过久，便秘努张，妊娠多产，前列腺肥大，排尿困难，慢性咳嗽致腹压增高及肛门感染，久泻久痢，嗜酒食辛辣品，久坐久立负重远行，年老气虚等引起。

内痔为肛门齿状线以上，黏膜下的痔上静脉丛发生扩大、曲张所形成的柔软静脉团，好发于截石位的3、7、11点处，是肛门直肠病中的常见病。大便时或大便后滴血为主要症状。

外痔为肛门齿状线以下，痔外静脉丛扩大曲张，或痔外静脉破裂，或肛管皮肤发炎水肿，纤维增生而成。大小形状症状各异，常见结缔组织外痔、静脉曲张外痔、血栓性外痔、炎症水肿外痔等。结缔组织外痔多发生于截石位6、12点处，亦因痔外静脉破裂形成肛门皮下血肿，吸收后可遗留纤维性皮垂，多发生于3、7点部位。血栓性外痔多发生于肛门边缘，截石位3、9点处。

一、足三里穴治疗外痔急性炎症性水肿

卫某，男，37岁。主诉：患外痔7年，于1990年6月因骑车使外痔被摩擦后感染，引起外痔急性炎症水肿和芽豆大脱垂，行走及骑车均感疼痛难忍，经足三里穴位注射654-2注射液10ml，6小时后疼痛减轻，24小时后外痔炎症性水肿便开始回缩，翌日又注药1次，48小时后炎症性水肿痔便回缩至高粱米粒大，疼痛解除，行走及骑车等活动均如往常。

取穴：足三里穴。用6号针头和5ml针管吸取654-2注射液10ml，消毒足三里穴处皮肤，直刺穴位皮下1寸，抽吸无回血后缓慢推药，每日1次，直至痔炎症肿胀消退，疼痛停止停药。

（吉林省舒兰县群岭林场卫生所　陈云海）

二、大肠俞治疗痔疮

李某，男，25岁，1989年7月就诊。主诉：两天前因过

食辣椒，肛门旁忽生一肿物，大如黄豆，局部发红，不出血，疼痛较甚，行走不便。检查：舌质红，苔黄厚，脉弦数证属阳明燥热，血瘀络阻，治以清热化瘀。《针灸大成》：东垣云：中燥治在大肠俞。弹拨两侧大肠俞。弹拨后疼痛明显减轻，次日则肿物消除，无疼痛，行走如常而愈。

取穴：大肠俞。令患者俯卧，于大肠俞处皮肤酒精消毒后，用圆针或细三棱针，采用注射法进针。将针刺入5分左右，术者大、食指持针柄，中指持针体，向左右弹拨5~6下即可，术者指下感觉针尖拨动肌肉纤维为准。

（河北中医学院　国万春）

杨某，男，49岁，教师，1989年9月5日就诊。患痔疮已有20余年，近因工作劳累，饮酒过度，致使旧疾复发，一周来大便时疼痛，出血甚多，自觉有物突出肛外，便后须用手纸缓缓托回，经用上法首次治疗后，大便时疼痛已减大半，出血停止，突出物能自行缩回。共治疗3次临床告愈。随访两年未复发。另据患者述，治疗前原患有阳痿，且伴有性欲减退，经治疗后，同时感到阴茎已能勃起，性欲恢复正常。

治疗方法：患者俯卧，两侧大肠俞穴位皮肤常规消毒，取小号三棱针一枚，垂直快速刺入一侧大肠俞穴中，深度视患者形体胖瘦而定，一般深约0.5~1.0cm。进针后将针体左右摇摆拨动5、6次，使同侧下肢有明显酸胀放射感时起针，迅速用闪火法扣一大号玻璃火罐于针眼处（另一侧操作法相同），留罐20分钟，起罐时如见瘀血较多时，可用卫生纸围在罐口周围，以免起罐时瘀血流出污染床单，擦净污血后，用75%酒精棉球压迫针眼，胶布固定，每隔3天治疗1次，3次为一疗程。治疗期间忌食生冷辛辣食物，保持规律生活，忌过劳。

（安徽肥东纺织厂职工医院针灸科　周品林）

第二十八节　肛　裂

本病是以肛管皮肤全层裂开并形成的慢性梭形溃疡，以周期性剧烈疼痛为其特征。好发于肛管后部截石位 6 点处，其次是前部截石位 12 点处。多见于青壮年。临床症状为大便时肛门剧烈疼痛，并伴有少量出血，大便干燥时更甚，粪便刺激被扩张的溃疡裂口，引起阵发性灼痛或刀割样疼痛，持续数分钟，待粪便通过后，疼痛减轻，继而内括约肌发生持续性痉挛引起溃疡裂口剧烈而持久的疼痛，一般数小时，甚至 24 小时之久。排便时出血，鲜红色，量不多，或附着于粪便表面，有时滴血。

肛裂临床分为早期肛裂和陈旧性肛裂两种。早期肛裂仅在肛管皮肤上有一小的梭形溃疡，创面较浅，裂口呈绛红色，边缘整齐而有弹性，容易治愈。陈旧性肛裂是早期肛裂未经适当治疗，继续感染和慢性炎症的刺激，使内括约肌保持痉挛状态，造成裂口引液不畅，创口愈合差，炎症刺激致裂口溃疡，边缘组织增生变硬变厚，边沿皮肤潜行，形成"缺口"样边沿，溃疡底部形成较硬的灰白组织，裂口下端形成哨兵痔。裂口上端齿线附近并发肛窦炎、乳头炎、肥大乳头及单口内瘘。

长强穴治疗陈旧性肛裂

带某，男，35 岁，农民。主诉大便干燥，便时点滴出血并有剧烈疼痛一年余。检查：截石位见肛门 6 点处有一炎性哨痔，内侧有一长约 0.3cm 的新鲜裂口。诊断为陈旧性肛裂。采用长强穴位埋线法，3 天后复查，主诉无疼痛及出血，仅肛尾之间有坠胀感，即埋线的刺激感。10 天后又查症状消失，疮面愈合。无并发症。半年后随访无复发。

治疗方法：患者取侧卧位，暴露视野。常规消毒后，用 1% 利多卡因于长强穴垂直注射作局部浸润麻醉。取 12 号或 14 号硬膜外麻醉针头，前端装入 1~1.5cm 长的 1 号肠线（已消毒），垂直刺入长强穴 2.5~3cm，边退针边推针芯，使肠线完全埋植于皮下组织内。术毕覆盖材料，保持干净、干燥，适当休息，避免剧烈活动。

（河南扶沟县大新乡卫生院　姜效山　刘中兴　张文祥）

第二十九节　痤　疮

痤疮是毛囊与皮脂腺的慢性炎症皮肤病，多发生于青春期男女，好发生于面部、胸部、背部等皮脂腺丰富的部位，形成丘疹、粉刺、脓疱、结节或囊肿等损害。临床表现初起损害为毛囊口一致的淡黄色或正常皮色的圆锥形丘疹，顶端常因氧化而变黑，称黑头粉刺，挤压时可有乳白色脓栓排出，若皮脂腺口完全闭塞，形成丘疹，称丘疹性痤疮。感染形成脓疱，称脓疱性痤疮；脓疱破溃或自然吸收，凹陷成萎缩性疤痕，称萎缩性痤疮；如为大小不等的结节，呈淡红色或暗红色，称结节性痤疮；有的形成囊肿，挤压时有波动感，称囊肿性痤疮。中医称为"粉刺"，俗名"青春疙瘩""春青蕾"。多由肺气不消，外受内热。亦有膏粱厚味，胃热上蒸或月经不调，瘀滞化热所致。

一、大椎穴治疗痤疮

赵某，女，20岁，售货员。主诉：2年前，面部鼻及胸前等部位生长很多小疮，局部发红，甚则肿痛、发痒，此起彼伏，并有许多陈旧瘢痕，每至经前、经期及食辛辣食物后症状加重，曾用过抗生素、皮肤药膏及美容霜治疗无效后来本科求治，经用挑刺治疗两个疗程，痤疮完全消失，经随访2年，患者皮肤红润，面色光泽，痤疮瘢痕完全消失。

取穴：大椎穴。用自制粗长三棱针高压消毒备用。在大椎穴左右各0.5cm处向上下各引2cm延长线，两线平行，在这两条线上每隔0.5cm取相对应的两点常规消毒，用1%普鲁卡因注射液局部麻醉。用三棱针挑断少许肌纤维，并挤出少量血液，用无菌棉球擦去血液，伤口处敷盖无菌纱布，用胶布固定，隔日挑治1次。12次为1疗程，治疗2个疗程观察治疗效果。保护局部防止感染，忌食辛辣、鱼等食物。

（烟台毓璜顶医院针灸科　王华崇

姜进华　刘岩红　宫玺）

张某，女，20 岁，护士，面部痤疮 2 年，1986 年 2 月 1 日就诊。挑刺 1 次，痤疮大部分消退，挑刺两次，痊愈。随访半年未复发。

治疗方法：大椎穴以及周围皮肤反应点取穴。皮肤常规消毒，医生用拇、食指捏紧皮肤用三棱针刺入皮内，挑出少许白色纤维，再拔火罐，有少量出血即可，针孔消毒，包扎，7 天挑刺 1 次，六次为 1 疗程。如 1 疗程不愈者，休息半月进行下一个疗程。注意事项：治疗期间停止服药，禁止饮酒，不用化妆品，禁食高脂性食物。

按：《医宗金鉴》云：“此证由肺经血热而成，每发生于面鼻，起碎疙瘩，形如黍屑，色赤肿痛，破出白粉汁”我们认为，本病多因饮食不节，过食肥甘厚味，肺胃湿热，复感风热毒邪而发病。大椎穴属督脉，是手、足、阳经交会穴。挑刺放血，可消泻诸阳经之风热，有活血化瘀解毒之功效。西医认为，痤疮主要是由于青春期体内性激素平衡失调，性激素水平增高，刺激皮脂腺充分发育，分泌增多引起的。女性多与月经周期有关，经前或经期痤疮增多，挑刺大椎穴能调整内分泌抑制皮脂腺分泌并有抗炎作用。临床证明，用挑刺治疗痤疮一般 2~3 次即可见效，此法简便可行，收效快，痛苦小，值得推广。

（山东济宁市第一人民医院针灸室　宋耀南

张冬云　田慧贞）

二、反应点治疗痤疮

胡某，女，20 岁，工人，1987 年 11 月 20 日就诊。主诉：面部起痤疮年余，观其颜面有黑头粉刺，疖疮累累，可挤出乳白色的糊状物，毛囊口扩大，皮脂溢出，自觉油腻，轻度搔痒，有散在的脓疱、结节、囊肿，经挑刺治疗 4 次，痊愈。随访 3 年未复发。

　　治疗方法：患者取侧伏坐位，医者将患者上衣掀起，背部裸露，在距脊柱正中线旁开 3～5cm 处，双手拇指指腹用推法从第十二胸椎到第一胸椎作自下而上的运动，注意力度要稳定、均匀，速度不宜过快，并能达到深部组织，见皮肤出现暗红色且压之不褪色的红点即可。在红点出现处用 2.5% 的碘酒消毒，然后用 70% 的酒精脱脂棉球脱碘，右手执三棱针，左手拇指和食指将红点夹起，三棱针斜向红点刺入皮下 5mm 左右，然后针尖向前上方用力挑起，将部分纤维组织挑断，若无血液渗出，可用双手拇指、食指挤压 1～2 滴即可。1 周挑治 1 次，一般 1～2 次见效，3～4 次显效或痊愈。

　　（开封市中西医结合中心医院　张跃祖　肖国　张杰等）

第三十节　牛皮癣

　　牛皮癣是一种不明原因极易复发的一种慢性皮肤病。好发于头皮、躯干和四肢伸侧，常伴有不同程度的瘙痒。临床一般分为以下几种类型：①寻常型——基本损害为红色丘疹。可融合成斑片，边沿明显，上覆多层银白色鳞屑，刮去鳞屑可见发亮的薄膜，剥去薄膜可有点状出血。皮损多为泛发，亦可局限于某一部位，皮损形态有点滴状、钱币状、地图状、蛎壳状等。②脓疱型——掌跖脓疱型和泛发性脓疱型两种，基本损害为针头大小浅表的无菌性脓疱，可发生于寻常型银屑病皮损，亦可发生于正常皮肤上。常伴有发热、关节痛和肿胀等全身症状及指甲改变。③关节炎型——多与脓疱型银屑病并存。异常型银屑病病久亦可伴发关节病变。④红皮病型——银屑病受刺激或处理不当而形成，表现为全身皮肤弥漫性发红，有大量银屑。

　　本病病因可能与遗传、感染、代谢障碍、内分泌失调、神经精神因素或免疫异常等有关。属于祖国医学"白癣"、"马皮癣"、"狗皮癣"、"松皮癣"、"白疕"、"疕风"、"干癣"等范畴。

梅花针治疗牛皮癣

李某，男，30岁，黑龙江省鸡西市七台河市政工程处干部。主诉：背部患牛皮癣2年余。检查背部有一圆形，直径约2.5cm×2.5cm皮损，高于皮肤，色红，表面脱屑，经皮科会诊诊断为牛皮癣。

治疗方法：梅花针。局部常规消毒，用梅花针由外向内呈圆圈样叩打，手法取重叩法，致局部皮肤点状出血为宜。隔日一次，2次后局部皮肤颜色变浅，脱屑减少。4次后皮损消失。三个月后又觉背部瘙痒，即行皮肤针叩打2次皮损未再出现。

按：牛皮癣主要表现为皮肤损害为主，而皮肤营养又依靠脏腑经络的气血濡养。采用梅花针进行叩击可疏通经络，调节脏腑功能，改变局部的血液循环，提高机体的免疫功能，促进疾病的恢复。

（黑龙江省鸡西市中医院　于宏）

第三十一节　冻　疮

冻疮是指人体受低温侵袭后而发生的一种损伤性疾病。临床分为冻疮和局部冻伤及全身冻伤（又称冻僵）。冻疮主要是指在指、趾、耳、鼻处局部皮肤轻度冻伤，多在不知不觉中发生。冻伤主要是在缺乏防寒措施的情况下，耳、鼻、面部及肢体受到冷冻作用（多在零度以下）发生的，症状比冻疮严重。全身冻伤是指人体受严寒侵袭，全身降温所造成的一种损害。临床又根据受冻程度分为三度：Ⅰ度冻伤（红斑期），Ⅱ度冻伤（水疱期），Ⅲ度冻伤（坏死期）。

三棱针点刺治疗冻疮

李某，女，34岁，工人，1977年12月25日就诊。主诉：双足患冻疮10年。每年冬初即开始发作，肿胀、疼痛、刺痒难忍。自述曾服消炎止痛药，外用茄秧、辣椒水外洗，效果均不明显。检查：以大踇趾、无名趾、小趾皮肤呈暗红色、微成紫色，肿胀，触之冰凉，并有结节。

治法：遂在其 10 趾放血数滴，痛痒均减。三诊时在结节处放血，四诊复查双足恢复正常。近期随访未见复发。

按：此方法简便易行，效果明显，无论病程长短均能获得满意效果。

（河北阳原县人民医院　吴启亮）

第三十二节　腋　臭

腋臭为腋下有臭味，好发于青春期男女，尤以女同志多见。一般夏季加重，出汗多，腋腺分泌一种特殊的臭气。色多为黄色，常将腋窝的衬衣染成黄色。此外部分病人同时伴有油耳风之证，严重病人可在乳晕、脐、腹股沟、阴部等处均可有臭秽之气。多为湿热内郁或父母遗传所致。中医称之为"体气"、"狐臭"。

阿是穴治疗腋臭

李某，女，19 岁，老河口市某工厂工人，1989 年 8 月 25日就诊。主诉：双腋下臭气刺鼻 4 年。自述一年前曾先后两次在当地医院行激光手术治疗，臭味未减。检查：腋毛分布稀疏，根部呈棕黄色，距 30cm 处可闻及刺鼻臭味。

治法：病人取仰卧位，腋下常规消毒，将消痔灵注射液30~40ml 分别浸润注射到两侧腋窝腋毛下分布区，一般顺序为先左后右，从外向内扇形注射药液，注射到腋窝大汗腺分布区的皮下组织，局部覆盖一层无菌纱布轻揉按 1~2 分钟，使药液分布更均匀，每侧一次注射药液 15~20ml。一次痊愈。

按：术后反应，第二天开始出现局部轻度肿胀疼痛，上肢活动受限，一般无须处理，一周后反应逐渐减轻至消失，仅可触及小硬结节，三个月后可自行消失，功能活动不受影响。

（中国人民解放军第三〇七医院　汪云祥　代秀英）

第三十三节　带状疱疹

带状疱疹为水痘——带状疱疹病毒引起的同时累及神经和皮肤的常见皮肤病之一。其特征为单侧性沿着被侵犯的脑神经或脊神经分布区呈带形的多片红斑基础上成簇疱疹，并伴有发热和神经痛，常有区域性淋巴结肿大。一般发病 2 周。属于祖国医学"缠腰火丹"、"蛇丹"、"蛇串疮"、"蜘蛛疮"等范畴。

蜘蛛穴治疗带状疱疹

刘某，男，26 岁，农民。带状疱疹发病 7 天，拄双拐前来就诊，诉因疼痛而夜不能寐四天，查左侧臀部有 20cm×16cm，左大腿内侧及前沿有 28cm×16cm 集簇状疱疹，左膝下有 4cm×4cm 初起小疱疹，舌苔黄腻，脉弦。依上方灸治四次后疼痛消失，疱疹干扁吸收，再无新疹出现而痊愈。（两次后弃杖前来就治，三次后脉转缓和，舌苔薄白）。灸治期间未用任何其他治疗。

治疗方法：患者取正坐或俯卧位，医者站患者后面或侧面，取细线一根测出患者头围大小，将余下的线除去，然后用头围长度之线绕颈一周，再将两线端对齐，沿胸椎正中线向背后下稍拉紧，合拢的线端处即是艾灸的穴位——蜘蛛穴。取为穴位后，将圆锥形艾柱置于穴位上点着，燃至患者感轻灼痛为度拿下，每日一次，四次为一疗程。

按：带状疱疹系由病毒感染所致，相当于中医的"缠腰火丹"、"蛇串疮"、"蜘蛛疮"。中医学认识本病多由湿热内蕴，肝胆火盛，外邪郁毒所致。薛丽斋曰："余按疮疡之症，有诸内必形诸于外，在外者引而拨之，在内者陈而下之，苟或毒气郁结，瘀血凝滞，轻者药可解散，重者药无全功，是以艾灼之功为大。凡灸法，未溃者拨引郁毒，已溃则补接阳气"。蜘蛛疮（即带状疱疹）外由毒虫遗毒，内因湿热内蕴，均为艾灸之适应证，而蜘蛛穴位于督脉上，督脉总督全身之阳气，艾灸此穴更能增强补接阳气而致抗病有力，使郁毒引而拔之，托之于外而收效。

此疗法对于湿热症效果尤佳，对阳虚火旺者效果较差（如在治疗一病程66天之81岁患者时，因其阴虚火旺症明显，故疗效不佳）。带状疱疹的治疗方法很多，但此法疗效好（有效率达97.6%，在不用B_1、B_{12}的40例与用B_1、B_{12}的45例对比中疗效基本没有差别），见效快（大多数病人在第一次灸治中便觉疼痛明显减轻），且药源广泛，操作简便，疗程短，经济、病人无痛苦。本人认为此法是治疗带状疱疹行之有效的方法，值得推广。

（北京铁路医院针灸科　夏晓菊）

第三章　妇产科

第一节　原发性痛经

原发性痛经又称为功能性痛经。是指女性生殖器官无明显器质性病变的月经疼痛，常发生于月经初潮或月经初潮后不久。多见于未婚或未孕的女性。临床症状常有下腹部阵发性绞痛，可放射至会阴或腰骶部，伴有恶心、呕吐或腹泻等症状。一般发作于月经前 1~2 天。个别病人可出现剧烈疼痛，疼痛时可出现面色苍白、手足冰冷，出冷汗，甚至昏厥。患有膜性痛经者则于月经第 3~4 天疼痛最剧，待膜状块排出后疼痛消失。本病病因尚未明了，一般考虑与精神紧张、感觉过敏、身体素质差、健康状况减退、子宫颈口或子宫颈管狭窄、子宫过度倾曲，子宫内膜整块膜落，以致经血潴留，刺激子宫收缩，子宫内膜碎片和经血中前列腺素 Fzd 含量异常增高，引起子宫肌和血管痉挛性收缩所致。

一、水泉穴治疗原发性痛经

刘某，女，20 岁，未婚，九台市待业青年。患者自诉 15 岁月经初潮至今，在每次月经来潮的第一天开始小腹胀痛，呈阵发性加重，痛甚时四肢发凉，面色苍白，头部大汗出，伴恶心呕吐。今晨五时许月经来潮，小腹胀痛难忍并逐渐加重，伴恶心呕吐一次，随即来诊。

取穴：水泉穴。在太溪穴直下方 1 寸，当跟骨结节之内侧前上部凹陷处取穴。手法：术者以拇指向心方向按摩，再向顺时针方向按摩，手法应先轻后重，最后再轻按，每次按摩 5 分钟。经前腹痛者可在月经来潮前一天开始按摩；经期绞痛者可在月经开始的第一天按摩，连续按摩 3 天，共按摩三个月经周期为一个疗程。笔者用上法治疗，1 分钟后疼痛明显减轻，3分钟后腹痛消失。此后每天按摩两次，连续治疗三天，坚持治疗三个月经周期而痛经治愈。随访一年，未见复发。

注意事项：按摩时穴位要涂润滑剂（甘油或凡士林），按摩用力要均匀，以防损伤皮肤，并应根据患者体质的强弱与肥瘦而决定手法的轻与重。按摩时患者的按摩部位应有酸胀感方为得气。

（吉林九台市中医院　薛艳铭　韩忠林）

二、腕踝针治疗原发性痛经

吴某，女，26岁，已婚，未孕。1988年5月4日来诊。因月经来潮前两天及月经来潮后下腹坠痛，有时绞痛，面色苍白，出冷汗、头晕、恶心、不能劳动三年。经各中西医治疗无效。每次靠服止痛片或打止痛针缓解。此正值月经前一天，妇科检查未发现异常，给予踝下区（双）针一次，疼痛明显减轻，连续三次，疼痛完全消失。嘱下次月经前行巩固治疗一次，后随访于今无复发。

治疗方法：病人仰卧或俯卧，选择双侧踝针下区（在内踝高点上三横指，靠跟腱内缘），选好进针点，常规消毒，术者用右手拇指、食指、中指持30号1.5寸毫针，使针尖进入皮肤，然后将针放平，贴进皮肤表面，顺直线沿皮下表浅进针如有阻力，或现酸、麻、胀、痛等感觉，则表示针刺太深，应将针退至皮下，重新刺入，一般进入1.4寸，留针30分钟。在月经来潮前三天进行，来潮后亦可，每日一次，两次为一疗程。下次月经来潮前再行第二个疗程。一般两疗程。结果：22例显效18例，其中一疗程显效16例，两疗程显效2例，好转4例。

按：腕踝针治疗各种疾病，尤其对各种痛症，疗效显著。中医认为，人体以五脏为中心，通过经络的作用，形成内脏与体表腕踝部一定点的有机联系，双下点位置与针灸穴三阴交接近，而三阴交为足太阴、少阴、厥阴三经的交会穴，三脉均循行于少腹而结于阴器，故生殖系疾病多取此穴。

（江南崇义县人民医院　黄学才）

三、秩边穴治疗痛经

刘某，女，43 岁，农民，1988 年 10 月 25 日就诊。主诉：患痛经一年余，每于经期少腹痛急，非强痛定、杜冷丁等不能止痛。经量少，色黯黑有块，直至经尽后疼痛才能缓解。曾服中西药数月而不效，近二月加重。检查：面色苍白，少腹拒按，喜热，苔薄白，脉沉紧。此证属寒湿凝滞胞中，致经血运行不畅而发为痛经。磁圆针用法同上，针秩边穴，用平补平泻法，针感传至少腹部即可，留针 30 分钟，每 10 分钟行针 1 次，针 5 次后，疼痛缓解。余又嘱其于下次经前 3 日再来复诊，其遵嘱按时而来，又以上法针刺 10 日，诸恙悉除，随访至今未发。

按：秩边穴属足太阳膀胱经，《针灸大成》记载其位于"二十椎下两旁相去脊各三寸陷中，伏取之"。而《甲乙经》曰："二十一椎下，两旁各三寸陷者中"。余以后者为准。其具有活血化瘀，行气止痛，温经散寒，除湿通络之功。之所以能治疗上述疾病，关键在于行针手法和针刺角度，而感传是提高疗效的关键。《灵枢·九针十二原》有"刺之要，气至而有效"的记载；窦汉卿在《标幽赋》里亦云："气速至而速效，气迟至而不治。"秩边穴能治妇科疾病，说明其经脉循行与冲任督带诸脉有着一定的内在联系，其作用机理尚有待进一步探讨。

磁圆针叩击的穴位多，且将静磁变为动磁，具有调理冲任，平衡阴阳，祛邪扶正的作用，而与秩边穴相伍为用，更加强了活血化瘀，理气止痛，温经散寒之功效。督脉为"阳脉之海"，"总督诸阳"，其经脉之气与六阳经相交会，用磁圆针扣刺，可激发督脉之经气，增强其对全身阳经脉气的统率督促作用，从而达到治疗疾病之目的。

（山西阳高县人民医院　吕岗）

第二节　功能性子宫出血

本病是指非器质性子宫出血的月经量过多病症。一般月经周期延长或缩短，经期延长，经血量多或淋漓不断，妇科检查无异常发现。

曲泉穴治疗功能性子宫出血

王某，女，34岁，1987年4月23日就诊。主诉：今晨与邻居发生口角，暴怒，正值经期四日，经量突增，血流如注，色黑夹块，心烦易怒，小腹和胸肋胀痛。检查：面赤，小腹有压痛，舌边尖红，苔薄黄，脉弦数，诊为崩中。

取穴：曲泉穴（双）。手法：泻法。留针20分钟，当晚血量明显减少，次日遵原法又针刺一次而痊愈。

按：此例属肝经火灼，迫血妄行所致。《灵枢·厥痛》篇云："病注下血，取曲泉"，曲泉乃属木中之水穴，泻曲泉有平肝泻火，滋阴清热之作用，标本皆能兼顾，故用以治疗肝火崩中有奇效。

（陕西中医学院　郑小祥）

第三节　缺　乳

缺乳是指分娩2~3天后乳房没有向外泌乳，或乳汁分泌不足之症。中医认为气血虚弱或肝气郁滞所致。乳房胀与不胀亦是区别实与虚的重要依据。

涌泉穴治疗产后缺乳

李某，27岁，工人。1988年12月5日足月顺产1女婴，产后第2天开始分泌乳汁，嗣后，因情志不遂，乳汁减少，继而全无，伴乳房及胸胁胀满不适，口干汗多，头晕目眩，曾服中药通乳治疗无效，舌红苔薄黄，脉弦细。12月15日予针刺双侧涌泉穴，针刺后按摩，挤压乳房即见乳汁渗出，乳房、胸胁胀痛亦随之消失。翌日，余症悉除，乳汁充盈。

　　取穴：让产妇取仰卧位，双腿平伸，常规消毒，用28号1.5寸长毫针直刺涌泉穴（一侧或双侧），快速进针1寸，待有针感后（向大腿上甚至腹股沟及小腹放射）行强刺激，捻针2~3分钟，留针半小时，10分钟捻针1次，针后按摩挤压乳房5~10分钟，让婴儿吸吮乳头，日1次，连治3天。

　　按：临床应用涌泉穴治疗乳汁不通，应及早在患者发病的情况下，针刺手法应用得当，在乳汁不通1周内针刺涌泉穴效果显著，否则疗效差，半月后就更难以奏效。

（福建省永安铁路医院　黄永生）

　　李某，女，25岁，1988年3月15日就诊。主诉：10日前生一男婴，因感冒发热服解热止痛药（药物不详），3日后乳汁突然减少，求医服生乳糖浆无效。诊其舌苔白微黄，脉紧而滑，饮食尚可，乳房无肿痛。

　　取穴：涌泉穴（双）。令患者俯卧，刺双侧涌泉穴，强刺激以开窍通乳，行针1分钟休息五分钟，休息时患者自觉腋下向乳房内有蚁行感。再行1分钟，休息5分钟，再行针后起，嘱其继续俯卧半小时后方可下床活动，3小时后乳汁逐渐增多，次日如法针刺，3日后乳汁分泌正常。

　　按：涌泉穴是临床最为常用，涌泉之火如泉水一般涌出，针刺涌泉可开窍提神，利尿，通乳，发汗，使尿、乳、汗如泉水一样外泄。笔者临床用浅刺强刺激手法，治疗癔病性瘫痪、尿潴留、缺乳、感冒等症，常获得良效。

（河北济渠市中医院）

第四节　女性绝育

　　女性绝育主要是指孕育期的妇女，为了不再生育，或其他原因而采取的绝术措施。常见的为女性绝育手术为输卵管结扎术或药物性绝育。

石门穴用于女性绝育

　　谭某，女，36岁，1983年1月就诊。主诉：婚后生两胎，近因避孕不当多次受孕刮宫，精神和身体受到很大的痛苦，迫切要求节制生育。内科、妇科检查无特殊发现，月经周期 $\frac{3-4}{20-28}$，量不多，色褐有块，行经时腹痛，就诊时经水净2天。

取穴：石门穴。连针三次，预计可终生节育，观察至今未孕。

按：笔者认为妇女生育、绝育的关键在于冲任二脉的盛衰，任脉、冲脉同起胞中，起于会阴，上至阴部，沿腹正中线经脐上行，在循行过程中与各阴经联系，故为阴经总会。凡精血津液为任脉所司，为人体任养之本，又具有荣养胞胎作用。冲为血海，妇女以血为本，太冲脉盛，月事以下；太冲脉少，则经断无子。笔者用泻法针刺石门穴，导利任脉虚，太冲脉少，冲任二脉不协调，尽管阴阳相合，两神相搏，孤阴独阳，阳又化气，阴又成形，故又能孕也。

（宁夏回族自治区人民医院　赵柯）

第五节　绝育术后遗症

本病主要为生育年龄的妇女，采取以手术进行的方式以后，遗留下的后遗症。

足五里治疗绝育术后遗症

张某，女，39岁，主诉：4年前做过绝育手术，小腹常有隐痛，头晕，耳鸣，口眼干涩，腹痛有时牵扯胁肋，服用中西药物，症状无明显改变，影响生活和劳动，1988年4月5日因疼痛就诊。查腹部柔软，压有隐痛，舌质暗，左侧舌边隐青，脉虚弦。

取穴：足五里穴（双）。首先用迎随补泻法进针，用捻转补法行针九次，用提插补法提插九次。

第六节　过期妊娠

本病为月经周期正常的孕妇，超过预产期两周以上，尚未临产时称为过期妊娠。其发生率约为8%～10%。一般过期妊娠的胎儿在妊娠和分娩过程中容易发生胎儿窘迫，甚至死亡，故应引起重视。其原因可能与内分泌因素、遗传因素有关。从病理分析多见于胎盘老化，羊水量减少，胎儿大等因素。

次髎穴治疗过期妊娠

江某，女，28 岁，工人，1987 年 11 月 5 日就诊。预产期为 1987 年 10 月 12 日，超过预产 2 周，用上法针刺，前 3 次针后孕妇胎动甚微，胎动次数未见明显增加，妇检见宫颈未消失，宫颈硬度较大，继用乳房刺激法，交替按摩双侧乳房，以促使宫颈成热。第 4 次针后胎动频繁，第 5 次孕妇自感胎动躁扰不已，继见宫缩，于当晚娩出一女婴，为引产成功。

尧某，女，23 岁，农民，1986 年 5 月 24 日就诊。第 1 胎。患者末次月经 1985 年 8 月 6 日，预产期为 1986 年 5 月 13 日，超过预产期，属过期妊娠。做妇检，宫颈质软，宫颈扩张，同上述针法，第 1 次，孕妇自觉腹中胎儿躁动剧烈，下午针第 2 次，三穴未针完，孕妇感腰部及小腹微疼痛，出现宫缩，于次晨娩出 1 男婴，引产告成。

取穴：主穴：次髎（双）。配穴：三阴交（双）、合谷（双）。刺法：孕妇取侧卧位，穴位常规消毒后，先刺次髎穴，用泻法，针尖沿着第 2 骶骨裂孔下缘向上直刺 1.5～2.5 深，得气后（下腹部有胀麻感）用强刺激手法大幅度捻转提插（右手拇指向后用力捻针的同时向上急提针），如此手法行针 5 分钟，留针 10 分钟，再行针 5 分钟，又留针 10 分钟，取针。然后取仰卧位，刺三阴交，用泻法，在胫骨内侧缘后方凹陷处，针尖向脚下方向针 1.5 寸，得气后（局部胀麻并向足底放射时）用强刺激手法（同次髎）行针 5 分钟，留针 10 分钟，取针。最后刺合谷穴，用补法，在第一掌骨间隙中点处，针尖向头的方向用弱刺激手法（右手拇指向前用力捻转的同时，向下慢慢按针），如此行针 1 分钟，留针 10 分钟，取针。上法每日 2 次，上下午各 1 次，3 日为 1 疗程。只用 1 疗程。

（江西省抚州市人民医院　吴京　张燕　张菇兰）

第七节　其　他

公孙穴治疗人流综合征

李某，女，31 岁。第二胎妊娠 52 天，施人流术后，于手术台上发生晕厥。妇科先后 2 次予阿托品 0.5mg 肌注，但患者半小时内反复晕厥 3 次，掐人中、合谷无效，急请针灸科会诊。诊见患者面色苍白，双眼翻上定睛，冷汗淋漓，呼吸微弱。心率 38 次/分，律齐；血压 70/40mmHg。针取双侧内关、足三里，捻转补法，行针 3 分钟，患者叹出一口气，双眼平视，但未及 1 分钟，患者呼吸急迫促，渐至微弱，双眼上翻。乃去足三里，加针双侧公孙穴，强刺激，行针 2 分钟左右。患者长吁一口气，慢慢活动眼珠，随即哭出声来。改用轻刺激继续行针约 2 分钟，再留针 30 分钟。患者呼吸渐趋平稳，面色转红润，心率 72 次/分，律齐，血压 90/60mmHg，未再出现晕厥。

按：冲为血海，与妇女妊产胎育密切相关，冲脉上至于头，下至于足，贯穿全身，能调节十二经气血，故有"十二经之海"，"五脏六腑之海"之称。《经》曰："冲脉为病，逆气里急。"妇人或因体虚，或因精神紧张，复因手术损伤冲脉，致使脉气失养，冲气上逆。气上冲心，则致晕厥。公孙为足太阴络别走阳明者，又合冲脉，取公孙为主穴，以其能运通十二经，周行脏腑络脉，化气通经，配以内关调冲宽胸降逆，故取佳效。现代医学认为人流综合征主要是由于人流手术对子宫或宫颈的局部刺激引起迷走神经自身反射，出现迷走神经兴奋的典型症状。实验表明，针刺公孙穴可使胃蠕动减弱，而针刺公孙、内关穴有抑制胃酸分泌的作用。胃蠕动及胃酸分泌与迷走神经兴奋有关，是否可以认为针刺公孙穴可降低迷走神经兴奋性，从而达到治疗目的，这一点还有待进一步探讨。笔者以后又遇 2 例经阿托品治疗效果不佳的人流综合征患者，以公孙为主穴，辅以内关，都取得满意的效果。

（浙江医院　金尚青）

第四章 儿 科

第一节 小儿高热

小儿高热，临床一般分为感染性和非感染性两大类。感染性发热多由病毒、细菌、支原体、螺旋体等所致。不论是急性、亚急性或慢性，局部性均可出现发热。非感染性发热者有无菌性坏死物质的吸收，抗原-抗体反应，内分泌与代谢障碍，皮肤散热减少，体温调节中枢功能失常，植物神经功能紊乱等。高热一般是指体温39℃以上，39℃以下（38℃）称为中等发热，41℃以上称为超高热。

中医认为高热多属外感邪毒，或内伤七情等，造成脏腑阴阳气血失调，体温升高为主要临床特征的多种急性发热综合征。

一、四缝穴治疗小儿高热

王某，男，6岁。其母代诉：因洗澡后感冒，体温39℃。经过对症治疗效果不佳，故特转院治疗。

取穴：四缝穴。操作方法：两手面向上伸平。取第二、三、四、五掌面近端中点刺出血，或挤出少许黄白色透明黏液即可。先后经两次治疗体温恢复正常。

（黑龙江省河县中医院　方立筠）

二、大椎穴治疗小儿高热

王某，女，4岁。家长代诉：感冒三天，高热39℃。

取穴：大椎穴。点刺拔罐。取大椎穴局部常规消毒，用三棱针点刺出血。出血时用火罐拔上5分钟即可，两天体温正常。

按：大椎穴为督脉之会，针刺此穴可疏通经气，拔罐具有强刺激，通过经络的传导而引起调整机体的免疫能力，针刺后加速体内抗体的产生。

三、少商穴治疗新生儿高热

刘某，女，出生三天，系大兴县农场职工之女。就诊日期1978年3月4日。患儿娩出时产程顺利，第二天轻度发热，怀疑脐带风。检查脐带未见明显红肿，指纹鲜红，络脉浮露，体温39℃，证属外感表证。治以疏散表邪。处方针刺少商穴放血，针刺合谷一次而愈。

按：新生儿胎毒未消，易感外邪，甚则惊厥，取本穴宣通肺气，疏散风热，症对病除。

四、老龙穴治疗小儿高热

宋某，男，4岁。1987年8月9日就诊。在院内午睡时，突然手足躁动，哭闹不休，随即牙关紧闭，抽搐不止，其母恐其咬破舌头，用手急扳牙臼，被患儿咬住不放，顿时血下，患儿已不省人事。查目：眼睛上视，不能转动，手掌中热。

取穴：部位在中指甲指一分处，手法用拇指甲掐，称为老龙。主治：急惊暴厥，气脱，气闭，掌中热，心烦等，心火实热症。操作方法：急掐老龙穴，患儿猛然哭叫松开牙根，又继续揉按几次，患儿抽搐止，逐渐安静，微微汗出，呼吸已顺，脉象细数。

按：老龙穴与手厥阴心包脉循行路线相符，"循两筋之间入掌中，循中指出其端"。故笔者在临床上掐老龙穴治疗心肝之热引起的惊风、气脱、神昏、抽搐，每能生效。

（甘肃省敦煌市中医院　范新俊）

第二节　小儿肺炎

肺炎是婴幼儿的常见病、多发病之一，一年四季均可发病，尤以冬春二季发病最多。一般多由细菌、病毒引起，主要为肺炎球菌多见，其次为葡萄球菌。流感杆菌、溶血性链球菌、肺炎杆菌、绿脓杆菌等亦可致病。临床症状主要有发热、咳嗽、气促、肺部叩诊除早期外，均可闻及中小水泡音。重症可有鼻扇，口唇紫绀，出现明显三凹征。X线胸片可显示两部有片状或大片状浸润阴影，可同时伴有肺气肿及肺不张。此外咽拭气管分泌内培养或病毒分离，白细胞增高可列为细菌性肺炎的辅助诊断，白细胞减少或正常则多提示病毒性肺炎。

此病属于中医"咳嗽"、"肺闭"、"肺风痰喘"、"马胸风"、"风温"、"冬温"等病症中。

膻中穴治疗小儿肺炎

于某，男，2岁。1986年9月就诊。家长代诉：发热咳嗽喘息住院20多天，静滴青霉素、红霉素，内服小儿退热片，复方新诺明，症状未见好转。症见热病病容，精神倦怠，咳嗽喘息，痰鸣鼻扇，体温39℃。照胸片，诊断为肺炎。

治疗：取药末十克，用鸡蛋清调成糊状，用纱布贴敷膻中穴上。其母代诉，小儿睡眠明显转好，咳喘明显减轻，精神好转，连用三次痊愈出院。

按：肺炎的治病机理是肺气郁闭，不得宣泄。膻中穴居于胸中，肺之门户，人体内外气体交换场所。中药杏仁能清泄肺热肃降肺气，桃仁能清热散滞化瘀，栀子能解郁宣泄肺热，三药之功能借以穴位之门循经入肺至上焦，鸡蛋清清热泻火，故上焦开发宣五谷味，达到清热肃肺化痰平喘的目的。

此药组成：杏仁、桃仁、栀子共研末备用（各等量）。功效：宣肺气，消三焦之火。

（鸡西市中医院　李素芳）

第三节　乙型脑炎

乙型脑炎是由乙型脑炎病毒引起的以中枢神经系统病变为主的一种急性传染病。临床特点发病急骤，高热，惊厥，意识障碍为特征。变化迅速，严重者可出现呼吸衰竭，病愈后往往留有痴呆，部位瘫痪，四肢强直，脑性失语等后遗症。发病季节多在7、8、9三个月，多见于十岁以下的儿童。潜伏期为10~15天。

此病属于中医"暑温"、"伏暑"，儿科为"惊风"类。多为小儿正气不足，感受暑邪郁毒所致。治疗多采用中西医综合治疗。

丰隆穴治疗乙型脑炎后遗症

张某，男，2岁半。家长代诉：因高热呼吸衰竭，于1971年7月15日急诊入院。入院情况：经进一步检查确诊为乙脑重型，请传染科会诊。传染医师见患儿已用解热、止痛、脱水、呼吸兴奋剂及吸痰、吸氧等急救措施，病情仍在增剧，当即给予双侧丰隆穴针刺，留针3～5分钟，惊厥见止，呼吸亦随之平稳，喉中痰鸣亦消失，观察约半小时，为转科之便，医生为之起针，但在取出毫针2～3分钟，患儿急发惊厥，呼吸困难，喉中痰鸣，于是又针刺双侧丰隆穴，症情又是好转。为证实其疗效，重做以上实验，症情变化同前，故而只有留针观察一星期，起针后未见复发，其后患儿安然出院。

按：①乙型脑炎相当于祖国医学中的"暑温"、"暑风"、"暑厥"等病症。病邪可直入阳明气分、迅速转为气营两燔，进而内陷营血，在传变过程中，主要发生风、火、痰相兼的病理变化，反映在临床上表现为高热、昏迷、抽搐等三大症状。三阳经之共同特点是：治疗发热及神志病证。丰隆穴是足阳明胃经的经穴，其治疗咽喉疾患及癫痫在古籍中早有记载，这都为我们在临床上运用丰隆穴的针刺治疗乙脑重症患儿提供了思路与线索。②本文20例针刺丰隆穴留针时间为二十小时至七天，比传染留针时间长得多。③留针丰隆穴治疗乙脑重型患儿获得较满意的效果，这为中西结合抢救急重症患儿提供了一项较为有效的措施。

（辽宁省睢宁县人民医院　许心华）

第四节　婴儿腹泻

婴幼儿腹泻，又称婴幼儿消化不良综合征，多发于夏秋二季。临床症状主要以腹泻为主，一般分为单纯性腹泻（每天排便数次或十余次，每呈黄色或黄绿色稀糊状或蛋花样便，或伴有黄白色奶瓣，个别人伴有呕吐）；中毒性腹泻（每天排便20次左右，亦有超过40次以上，便呈水状及蛋花汤样，常伴脱水、酸中毒、低血钾等症及电解质紊乱及全身中毒症状伴有发热，呕吐，精神萎靡）。本病的诊断主要区别感染性和非感染性，一般3~8月腹泻多为大肠杆菌，8~12月多为病毒感染；可做大便培养，电镜检查或病毒分离。

本病属于中医"泄泻"范畴。

一、神阙穴治疗婴儿腹泻

吴某，女，5个月，1989年7月28日就诊。家长代诉：腹泻20余天，自服西药效不佳，大便一日20余次，呈水样便，伴有轻度腹痛。临床诊断为婴儿腹泻。

取穴：神阙穴。加中药贴敷。取药5g，凡士林调成糊状敷脐。复诊代诉，敷药后睡觉较实，共大便三次成形，稀便、黏液便消失，小便量多淡黄色，再敷一次痊愈。

方药组成：吴茱萸30g，公丁香5g，胡椒5g干姜，2.5g，小茴香、黄连各2.5g，共研末装瓶备用。

使用方法：取药末5g，用凡士林油成并敷于脐部，固定24小时不愈再敷。

按：肉桂益火助阳，温中固下；胡椒温中下气，除寒解毒；丁香气味芳香，温中散寒，行气止痛；茱萸温中散寒，理气降逆止痛；干姜温中散寒，茴香调中和胃，理气止痛，黄连苦寒佐以制热。其方有温中行气健脾之功。

现代医学认为，脐在胚胎发育过程中，为腹壁最后闭合物，局部无皮下脂肪，屏障功能最弱，外皮与筋膜直接相连，脐下两侧有腹壁下动脉和下腔静脉，并分布有丰富的血管，药物最易穿透。因此，根据脐的这一生理特点，用少量的药物与穴位，经络的传导感应协调平衡作用产生较好的治疗效果。

（黑龙江鸡西市中医院　李素芳）

二、华佗夹脊穴治疗婴儿腹泻

谢某，男，11个月，1990年7月2日就诊。患儿系混合喂养，腹泻反复发作7个月，近一个半月连续腹泻，大便稀黄，含不消化食物及乳块，每日大便约20次，患儿烦躁不安，哭闹呻吟不眠，伴呕吐纳差，精神萎靡，呈中度脱水，体温37.8℃，腹部胀气，肠鸣音活跃，大便镜检，脂肪球(+++)，白细胞（++），即在胸10、11、12华佗夹脊穴施行刮法，局部很快呈现紫色，顿时病儿全身出汗，并用维生素B_6注射液行右侧内关穴注射，当晚12小时之前，大便三次，仍为稀便，入夜安然入睡，未腹泻，次日大便减为三次，且由稀便转为软硬，共治疗二次获愈，随访三个月，未复发，体重增加1.6kg。

治疗方法：术者于患儿胸10、11、12夹脊部位先涂适量的生姜汁或麝香风湿油，再以瓷汤匙施行刮法，轻重以不使皮肤破损为良，每侧一般刮200次左右，致皮肤呈潮红，若呈暗红色或紫色，疗效更佳，每日一次，连续治疗2~3次，伴呕吐者，同时用维生素B_6注射液0.5ml注一侧内关穴，通常呕吐即止，约半小时后病儿可安然入睡，治疗期间，宜进食米汤。

按：夹脊穴位居督脉与足太阳膀胱经之间，督脉"并于脊里，上至风府"，为"阳脉之海"，能"总督诸阳"。膀胱经脉"挟脊抵腰"，脏腑背俞皆居其经，背俞穴是脏腑之气输聚会于背部的重要部位，夹脊穴纳督脉，是太阳经气及脏腑之气而挟后脊柱两侧。故胃肠有病亦在其相应的夹脊穴（包括背俞）处出现压痛或其他过敏反应。夹脊穴与内关的关系不仅在生理上是脏腑之气转输出入的重要场所，在病变时亦是内脏病变反应于体表的重要部位。故刮华佗夹脊穴治疗疾病能取得良好的疗效。另外，夹脊穴处有相应椎骨下方发生脊神经后支及其伴行的动脉，静脉丛分布，并涉及脊神经前支，而脊神经前支与交感神经干直接相连，每一交感神经干都有分支进入血管及内脏，从而支配各内脏及组织器官的运动。交感神经干居植物神经系中最突出的部分。因而刮脊穴可调节植物神经功能。

（江汉石油学院医院　周先明）

三、长强穴治疗婴幼儿腹泻

李某，男，9 个月，1988 年 9 月 16 日就诊。其母代诉：患儿腹泻半月，粪便初为稀黄色，后为黄绿色，夹有不消化乳食，日十余次，偶有呕吐，不思乳食，经服婴儿素等药，效不显。查体：体温 37.2℃，面色萎黄，精神不振，舌淡苔白，肠鸣音亢进。粪便检验：白细胞（＋），脂肪球（＋＋）。诊为婴幼儿腹泻。施以长强穴刺血法，一次后大便变稠，次数减为 4~5 次，二次后，大便成形，一日一次，化验粪便正常，乳食增加。

取穴：患儿取俯卧位，局部皮肤常规消毒后，用消毒之三棱针点刺出血少许，如不见出血可用手挤压出血，擦去血液后，用消毒棉球压住针孔，防止再出血或感染。隔日 1 次。

按：小儿"脾常不足"，加之饮食不节或寒暖不惧，即可损伤脾胃，而成泄泻。《针灸聚英》载："长强穴主洞泻"，长强穴是督脉之络穴，督脉通于肾，脾的运化功能赖于肾阳的温煦，刺长强穴可振奋脾肾之功能，故治疗泄泻甚佳。

（山西省大同市基建职工医院　周益新）

第五节　小儿消化不良

小儿消化不良是指较长时间的食欲减退所致。主要临床表现为患儿之纳食无味而见食不贪，甚至拒食而引起的面色少华，形体消瘦，长期厌食，蛋白质摄入不足，以致影响小儿的营养状况，身高、体重不足，食欲和味觉敏感度更低。现代医学认为缺锌可影响小儿的食欲和消化功能。家长过分厚爱和不正确的喂食态度，致使小儿情绪变化，影响中枢神经系统的功能，造成消化功能的调节失去平衡。此外，不良的饮食习惯，如高蛋白，高糖浓缩饮食，饭前吃糖，生活缺乏规律，气候过热，湿度过高，都会影响小儿神经调节功能及消化液的分泌致使食欲下降，中医称之为"纳呆"、"恶食"。

一、承浆穴治疗小儿消化不良

赵某，女，10个月。家长主诉：患儿近一周来不想吃饭，每顿饭吃2~3口，不喂她也不叫饿，不吃零食。检查：患儿精神尚好，发育良好，舌苔薄白，腹软。给患儿针刺承浆穴，第二天复诊家长主诉，患儿针刺回家后，食欲大增，一顿可吃半个花卷，一奶瓶藕粉，针三次后食欲正常。

取穴：用1寸毫针刺入患儿承浆穴3~5mm，疾刺不留针，每日一次，一个疗程五次。

（南京市长江路卫生院 陈慧玲）

二、四缝穴治疗小儿消化不良

张某，男，5岁，1989~12-20就诊家长代诉：病儿长期厌食，精神欠佳，便溏每日5-6次，性情暴躁易怒，面黄，舌质淡红。临床诊断为消化不良。

取穴：点刺四缝穴，隔日一次。经三次治疗，患儿精神状况明显好转，面色红润，食量增加，大便正常。

按：脾胃失调是形成疳积的主要原因，四缝是经外奇穴，在食、中、无名、小指中节，是手三阴经所过之处，所以针四缝可以解热除烦，通畅百脉，调和脾胃，使其功能恢复正常。

（鸡西市中医院 任立芬）

三、合谷穴治疗小儿流涎

张某，女，3岁，1989年3月6日就诊。其母诉流涎已三年，昼夜不止，夜里睡眠不实，流涎浸湿枕头小半，伴纳差，消化不良。症见清瘦，发育差，口角流涎不止。治疗取合谷穴

（双侧），用拇指按压，力量以小儿耐受为度。方法一按一松，每穴按压 5 分钟（约 300 次），两穴交替按压，然后用艾条雀啄灸法，每穴灸 5~10 分钟，每日二次，10 日为一疗程。治疗当日流涎明显减少，5 日后停止流涎，三月后追访无复发。

按：小儿流涎为儿科临床常见证之一，又名滞颐，轻者可随年龄增长而自愈，重者延续至学龄期，且少伴有纳差，消化不良等症，影响小儿的发育。笔者根据小儿惧针的特点，采用指按合谷穴，配合灸法治疗，获效满意。

（包头医学院第二附属医院　王勇强）

第六节　流行性腮腺炎

本病是由于腮腺炎病毒引起的急性呼吸道传染病，流行季节分布于冬春二季。临床特点为一侧或双侧腮腺非化脓性肿痛，以耳垂为中心，触之有弹性感及轻度压痛，腮腺上红肿，伴有发热、头痛、咽痛，或可继发颌下腺炎，舌下腺炎，睾丸炎，脑膜脑炎，胰腺炎等。潜伏期一般为 14~25 天，短暂潜伏期可表现为纳少，四肢乏力，肌肉酸痛，结膜充血，咽喉肿痛等。血清尿淀粉酶测定 90%，患儿早期均有轻度或中度增高，尿淀粉酶亦可增高。补体结合试验，血凝抑制试验亦有一定诊断价值。在病人的唾液、血、尿等物均可分离腮腺炎病毒。

中医称之为"痄腮"、"蛤蟆瘟"等，一般认为由外感风温时毒，内有积热蕴结所致。

一、翳风穴治疗流行性腮腺炎

张某，男，6 岁，1989 年 5 月 4 日就诊。家长代诉：发热两天，体温 38.6℃，口唇干裂，张口困难，食少，两侧耳垂前后红肿胀痛，边缘不清，下颌骨后沟消失，舌质红，苔黄干脉数，临床诊断为腮腺炎。

取穴：翳风穴。即耳垂后下方颌角与乳突之间，用疾徐手法进针 1~1.5 寸，提插捻转，针尖略斜向下方，中强刺激2~3

分钟，不留针，患者咽部有胀麻之感，一次治愈。双侧发者需在双侧取穴，一次不愈者隔日再一次，二次不愈者为无效，改用他法治疗。治疗期间，停用任何药物。

按：先后治疗 106 例中，一次治愈者 96 例，占 90.6%，二次治愈者 7 例，占 6.6%，无效者 3 例占 2.8%，总治愈率为 97.2%。

（河北省阜城县砖门医院　祖滕良）

二、照海穴治疗流行性腮腺炎

照海穴位于足内踝尖直下，踝骨下缘的凹陷处。方法为局部常规消毒，用三棱针点刺出血，其痛立止，肿胀在 24 小时后消失或减轻，严重者或两侧腮腺皆肿胀者，翌日再针一次，症状则基本消失而痊愈。

（河北省无极县医院　朱子钰）

三、腮腺穴治疗流行性腮腺炎

李某，男，4 岁，1990 年 3 月 22 日就诊。病史：患儿两耳下胀痛，饮食张口痛甚伴有头痛，乏力，口干已 2 天，经西药抗炎、抗病毒治疗效果不佳，故来求诊。检查：脉弦数，两腮部明显肿大，体温 38.7℃，白细胞计数 5×10^9/L，中性 60%，淋巴 40%。诊断为流行性腮腺炎。治疗：取双耳部腮腺穴点刺放血。翌日复诊，两腮腺肿大明显见消，热亦退，治法同前。第 3 天来诊，症状体征均消失而愈。

取穴：腮腺穴（在耳屏对侧面二分之一处）。患侧耳部常规消毒，左手拇指、食指捏着耳垂稍向外拉，右手持三棱针在穴位上点刺放血数滴，两侧患病者可同时在两侧腮腺穴点刺放血，每日一次。

按：①《灵枢·口问》云："耳为宗脉之所聚。"《卫生宝鉴》云："五脏六腑十二经脉有络于耳者。"所以笔者认为耳部腮腺穴正是人体腮腺部在耳郭上的相关点，当腮腺部发生病变时，其相关点每有不同程度的压痛，用针刺或放血法刺激相关点，可疏通经脉，通达气血，疏风清热，达到治疗目的。②同一个穴位，放血与针刺疗效不同。笔者认为可能与点刺放血对穴位刺激强度较大产生的抗病作用强有关，所以腮腺穴放血比针刺疗效好。笔者还对部分单侧患者，同时施行健侧放血治疗，结果无1例继发健侧肿胀疼痛。而有些单侧发病健侧未做治疗者在本侧肿胀消失后数天内，另一侧又发病。由此可见对单侧发病者亦应双侧同时治疗。

第七节　急性化脓性中耳炎

急性化脓性中耳炎是继发性上呼吸道感染麻疹及猩红热等急性传染性疾病以及游泳跳水病菌经咽鼓管进入中耳，亦可继发骨膜外伤。临床主要表现为发热，耳鸣，耳痛，听力减退，白细胞和中性粒细胞增高，鼓膜穿孔，流脓，听力检查为传导性耳聋。

聤耳穴治疗小儿化脓性中耳炎

王某，女，4岁，1988年1月6日就诊。家长代诉：一周前曾患感冒服药后好转，两天前始在左耳流脓，发热，耳痛，烦躁啼哭，用滴耳油及肌注青霉素等效果不显，前来就诊。体温38.5℃，左耳外流黄白色脓液，外耳道有脓痂，耳镜检见外耳道及鼓膜充血，并有穿孔。

取穴：聤耳穴（自拟名）。位于耳屏与听宫穴间外1/3处。常规消毒后用30号5分毫针取患侧穴位，针刺深度为小儿同身寸一分，浅刺而疾出针，出针后不闭孔，每日一次，三次为一个疗程。患儿针刺一次后次日复诊脓液大多减少，耳痛消失，体温正常，再针一次，随访两周未见复发。

按：此穴系民间所得，其机理通过调肺而治肺，因肺主皮毛，刺其皮毛可治本经病变。又肝与肺有密切关系，从肺论治肝病文献较多，且该穴所处位置也在胆经附近，故对耳病有一定疗效。

（陕西榆林地区中医研究所　刘清宇）

第八节　小儿鞘膜积液

鞘膜积液常见于婴幼儿，患侧阴囊呈圆形椭圆形囊肿性，皮之柔软，鞘膜水囊肿体积较大，精索水囊肿因被周围腹股沟管所限制，体积很小，直径不超过1cm。临床症状不显著。偶见坠胀或牵拉不足感。临床中一般可分为先天性和继发性两类。本证诊断肿胀质软，无压痛，全围在睾丸周围，能清晰地被光透照。精索水囊肿因体积小，而外面有外斜的筋膜覆盖，故光线不能透照。先天性交通性鞘膜积液在卧位时可逐渐减少，中医称之为"水疝"。

三阴交治疗小儿鞘膜积液

孙某，男，4岁。两岁时母亲发现右侧阴囊肿大，经市某医院诊断为"交通性鞘膜积液"，建议患儿长大后手术治疗，因家长不愿手术，而来要求点穴治疗。检查：右侧阴囊肿胀如鸡蛋大，触之光滑，有波动感，透光试验阳性，遂取三阴交、蠡沟点穴治疗九次而愈，随访两年未见复发。

取穴：患儿取仰卧位，也可在哺乳或睡觉时进行，其母亲用手略固定双腿，医者以双手中指端，轻轻点在双侧三阴交穴上，两手做反向平揉，由轻到重，以患儿无痛苦为良，每次平揉各100次，在平揉法操作完毕时，仍以中指端在原穴上，向深部下压，达到穴位皮肤水平之下有落实感为度，压下即上提中指，不离开皮肤为一放，压放100次，用力要均匀，协调，节律一致，然后依同样手法，在双侧蠡沟穴上进行平揉和压放各100次，每日进行一次，7次为疗程，间隔2~3天，再行下疗程，可加艾条悬灸水道穴，皮肤潮红为度。

按：本病系由小儿先天禀赋不足，水湿下注或感受风、寒、湿邪所致，与肝肾两经及任脉关系密切。若肾气虚，下元虚冷，水液潴留于阴囊，可成"水疝"；若肝火疏泄，水液升降失调，聚于肝经，或感受湿邪任脉受阻，下注阴囊也可发为"水疝"。《内经》云："任脉为病，内结大疝"，三阴交穴是足太阴、足厥阴、足少阴三经的交会处。所以，它具有调节肝脾肾三经气血，补养三经虚损的功能。可以对肾脏和尿路发挥多方面的作用，为治下焦及小腹部疾病的要穴。由于是厥阴肝经之脉，环绕阴器到达小腹部，肝经之络脉，上行到睾丸部，结聚在阴茎处，其经筋也聚于阴器。张子和说："诸疝皆归于肝经"而蠡沟穴是足厥阴肝经的络穴，具有调整肝经之气血，疏泄水湿的功效，且又能助阳气以抑阴邪，为治疝的要穴。二穴相互协调，共奏温补肾阳，行气利水，温通肝结，疏泄水湿的功效。水道穴为足阳明胃经之穴，主治下焦虚冷，对水液积滞之证有一定疗效。艾条悬灸水道穴意在加强温阳通利以除水湿，加快积液吸收，促使疾病早愈。

（吉林有色地质勘察局 601 队卫生院　刘智）

第九节　小儿夜游症

小儿夜游症为小儿在不清醒的睡眠中突然自己起床，自行行走或做一些动作和事情，还有的伴有惊恐，哭闹，语无伦次，可能与做梦有关，故又称为梦游症。

四缝穴治疗小儿夜游症

刘某，男，10 岁。其母代诉：因受惊，睡眠不宁月余，数次午夜左右起床，十分惊恐，大哭大闹，乱喊乱跑，语无伦次，连唤其名方能清醒；短则 2~3 分钟，有时反复发作 20 多分钟，才恢复正常，过后问之，患儿记不清发作过程，精神恍惚不振，神经反射无异常。诊断为：夜游症、夜哭症。

取穴：四缝穴。针刺四缝穴先后两次放血病愈，两年未再发作。

按：四缝穴能治疗夜游症及夜哭症未见记载，但笔者在实践中发现其穴具有镇静作用，故取其治疗因惊吓而成的夜游、夜哭症，手掌部多受交感神经，副交感神经支配，故刺激后有调解大脑神经的兴奋和控制作用，中医认为可调和经络气血，镇定神明，但深究其因，还难解释，待研究发现。

（山东威海中国人民解放军 404 医院　林冶斤）

第五章　五官科

第一节　疱疹性口腔炎

　　疱疹性口腔炎为婴幼儿常见的一种消化系统疾病，多见于舌、唇、齿龈、颊黏膜及软腭等处。常伴有齿龈红肿，颌下淋巴结肿大，骤然发热，烦躁，拒食，流涎，有的病人伴有口周皮肤疱疹。

口疮穴治疗疱疹性口腔炎

　　胡某，女，3岁，1989年6月20就诊。代诉：口舌痛，不能饮食3天，伴低烧烦躁，口臭流涎。检查：患儿口腔、颊、唇黏膜、舌边尖等处溃疡十余个，大者约3mm×3mm，小者如米粒，溃疡周围血肿，诊为小儿鹅口疮。

　　取穴：足跟腱横纹中点左右各一。先用手揉按，使之充血，然后常规消毒，用三棱针在口疮穴点刺放血2~3滴，一次后疼痛大减，能进饮食，2次后愈。

　　　　　　　　　　　　（河北赞皇县人民医院　杨成书）

第二节　急性喉炎

　　急性喉炎是喉黏膜的急性炎症。常继发于急性鼻炎及急性咽炎，男性发病率较高，其病因多为病毒感染，继之为肺炎双球菌、流感杆菌、溶血性链球菌感染。过多吸入生产性粉尘、有害气体（如氯、氨、碘、溴、硫酸、硝酸）过熏等；外伤、异物刺激或发音不当，或使用声带过多，也是造成声带急性炎症的原因之一。

　　临床主要见于声嘶（音调降低，声音变粗，重者近于失音）、喉痛（发声时加重，一般不影响吞咽，喉内发痒、干燥或异物感），常除伴有鼻咽部的症状外，可有发烧、畏寒、全身不适等症状。喉黏膜发炎时分泌物增多，伴咳嗽，痰液为黏脓性，不易咳出。喉镜检查：喉部黏膜弥漫对称性充血，肿胀。声带呈淡红或鲜红色，有时可见声带有黏膜下出血。

一、耳穴治疗急性喉炎

卞某，女，37岁，印刷厂工人，1965年9月10日就诊。主诉：发音困难两日，低似耳语，有时不能出声，或补以手势表达思维，为重度声嘶症。喉部检查：会厌水肿呈球形，声带充血，运动闭合尚好。诊为急性喉炎。

取穴：取两耳心穴。用微针刺入，留针30分钟，留针过程中对话豁然开朗，发音即刻恢复到病前水平。一次治愈。

按：根据《灵枢·口问》篇云"耳者宗脉之所聚也"。又根据舌为心之苗，音为心之声的理论，针刺耳心穴，针感可能影响心经之脉，通过经络调节作用，从而达到祛病康复的目的。

二、少商穴治疗急性喉炎

郎某，女，30岁，工人，1985年9月10日就诊。主诉：音哑咽痛一周。患者咽喉干痒痛，说话越多症状越重，伴有咳嗽、吐痰。检查：咽部充血，扁桃体轻度肿大，脉弦滑而数，舌质淡红，苔薄白，诊为急性喉炎。证属肺胃蕴热，风寒犯肺，上结咽喉所致。治以疏散风热，宣利肺气，利咽开音。近方：少商针刺放血，配以合谷、内关穴行强刺激，提插捻转以泻，每日一次，同时用胖大海泡水代茶饮，三日体温正常，六次而愈。

按语：本病多因外感风寒，郁而化热，肺失清肃所致，亦属祖国医学"暴喑"范畴。咽喉为肺之门户，取少商穴放血，针刺合谷以泻其肺热，清开咽窍。

第三节　急性扁桃体炎

急性扁桃体炎是腭扁桃体的急性之非特异性炎症。其病因为乙型溶血性链球菌A组感染，葡萄球菌、肺炎双球菌和腺病毒可引起炎症，亦可细菌、病毒混合感染。主要为寒冷、过度劳累，体质虚弱，烟酒过度，有害气体刺激以及上呼吸道感染等。临床分为急性卡他性扁桃体炎和急性隐窝性扁桃体炎、急性滤泡性扁桃体炎三种。一般认为卡他性扁桃体炎多为病毒感染，但急性隐窝性扁桃体炎之早期也可呈卡他性改变。急性滤泡性扁桃体炎又与急性隐窝性扁桃体炎合并发生，因此三种类型往往在临床上难以截然分开，常伴有下颌角淋巴结肿大，压痛，如系细菌感染，血中白细胞计数增多，约 1 万~1.2 万/mm^3，甚至达 1.4 万/mm^3，如单纯病毒感染，血细胞数目正常或减少，高热期间亦可有轻度蛋白尿，中医称之为"乳蛾、喉蛾、莲房蛾"或"烂喉蛾"。

一、天容穴治疗急性扁桃体炎

韩某，男，18 岁，1987 年 3 月 14 日就诊。主诉：全身不适，吞咽困难，身寒两天，用青霉素过敏。查体：发热头痛，两侧扁桃体Ⅱ度肿大，苔薄白，脉浮数，诊为急性扁桃体炎。

取穴：天容穴。用 30 号 1 寸毫针，穴位处皮肤以 75% 酒精棉球消毒，先用手指按压穴位，患者感觉减轻，医者指下按有结块处速刺进针 0.5 寸，轻轻捻转，使针尖向病痛处斜刺，使针感以放射样的酸麻胀传达病痛部位时效果最好，留针 30 分钟，发热者加大椎（放血）或加耳尖放血，病发两侧者针刺双侧，左病针左，右病针右，三次痊愈。

按：天容穴位于下颌角后、胸锁乳突肌前缘，于太阳小肠经之穴，在颈动脉前方处，在解剖位置上靠近扁桃体，此穴针法进针快，轻捻转，不提插，针尖向咽喉肿痛方向斜刺，使病人感觉到有放射性酸麻胀痛处最好，针刺天容有消炎止痛作用。针刺时左侧透外金津，右侧透玉液，可起生津养阴之功，是治疗咽喉肿痛有效之穴，一般一次当即痛减或止痛。

（鸡西市中医院　肖兰芳）

二、少商穴治疗急性扁桃体炎

沈某，女 19 岁，招待所服务员，1976 年 2 月 8 日就诊。

主诉：咽痛发烧两天，检查：咽部出血，扁桃体Ⅱ度肿大。咽喉疼痛，吞咽时加剧，恶寒发热，颌下可触及肿大淋巴结，体温39.2℃，脉浮数，舌质红，苔薄黄。诊断为急性扁桃体炎。证属肺胃积热，感受风邪所致。治以清热泻火，利咽止痛。取少商穴为主穴，以三棱针点刺出血5滴，然后配合谷施以急速提插，取以泻法，使病人吞咽唾液时无明显感觉起针为止，4个小时后体温降至37.6℃，刺三次病人痊愈。

按：急性扁桃体炎是最常见的喉症之一，属祖国医学"乳蛾"、"喉蛾"等范畴，多由肺胃内蕴热毒，复受风邪而成。取少商放血以泻实火，对合谷采用强刺激，使患者感到微微出汗，通过经络传导以通肺门之窍，致邪热从汗孔而解。

三、扁桃腺穴治疗扁桃体炎

张某，女，13岁，1988年3月17就诊。主诉：发烧一天，咽痛，说话声音嘶哑。检查：两扁桃腺两度肿大，充血红肿，诊为扁桃腺炎。

取穴：扁桃腺穴位于咽喉两侧扁桃体患处。针法有两种方法：①张口用压舌板压舌，用三棱针刺两侧肿大的扁桃体三下，刺出血后略出即可。②用三棱针在肿大的扁桃腺两侧局部横划出血，两法效果相似，以上此法疗两次诸证全消。

（河北赞皇县医院　杨成书）

第四节　慢性咽炎

慢性咽炎为咽部黏膜、黏膜下淋巴结组织的弥漫性炎症。常为上呼吸道慢性炎症的一部分。病因多为急性咽炎反复发作转为慢性咽炎。为患有各种鼻病、长期多物理因素（粉尘、颈部放疗）、化学因素（各种酸、氯、氨以及长期烟酒过度）或机械性因素（刮除腺样体或切除腭扁桃体时损伤黏膜过多）的影响，均可引起本病。此外，各种慢性病（贫血、便秘、下呼吸道慢性炎症、心血管疾病等）引起的瘀血性改变都是继发本病的原因之一。

临床症状主要见于咽部各种不适，如异物感发痒灼热，干燥微痛等，分泌物或多或少，黏稠，常附于咽后壁，由于血、分泌物的刺激可引起刺激性咳嗽，但全身症状不明显。一般临床分为：①慢性单纯性咽炎（黏膜弥漫性充血小血管扩张、色暗红，附有少量黏膜分泌物）、②慢性肥厚性咽炎（黏膜增厚，弥漫充血，色深红，咽后壁淋巴、滤泡增生充血肿胀，呈点状分布或融合成块，称之颗粒性咽炎）、萎缩性或干燥性咽炎（黏膜干燥，萎缩变薄，色苍白、发亮如蜡纸，鼻咽部也有黏膜分泌物或脓痂附着，有时可在咽后壁见到颈椎体的轮廓。）

一、梅核穴治疗慢性咽炎

曾某，女，53岁。主诉：患梅核气4年，常感咽部有异物，似鱼骨卡喉，吞之不下，吐之不出。西医诊断为慢性咽炎。曾服中西药治疗效果不佳。

取穴：梅核穴。施行提插捻转强刺激手法，同时让患者张口做深呼吸憋气动作，持续数秒钟后再作吞咽动作，反复进行此动作，直至病症消失，自觉咽部舒适为止，然后出针，一次告愈。

二、手中平穴治疗慢性咽炎

顾某，女，27岁，北京军区某医院护士，1990年2月就诊。主诉：咽痛三天，伴有异物感，经耳鼻喉科就诊，诊断为咽炎。治以整体平衡针刺疗法，取穴手中平穴（此穴位于中指与掌连接横线中的中点）。取穴方法为男左女右，手法为泻法。局部常规消毒，采用28号毫针0.5寸一根，行直刺法，以局部酸胀痛为宜。针感出来以后，令病人吞咽唾液无异物感，疼痛消失，临床治愈。

第五节 麦粒肿

麦粒肿俗称"偷针眼"、"眼边痛"，是眼睑腺体的急性化脓炎症，系葡萄球菌感染所致。祖国医学认为此病为脾胃热毒太盛，上攻于眼所致。临床表现：①外麦粒肿：病变位于睑缘睫毛毛囊的皮脂腺，局部红肿热痛，可触及硬结，有压痛。如位于外眦部，故压迫静脉回流，使眼睑及附近的球结膜红肿加重，数日后可在眼睑皮肤上出现黄白色脓点，令自行穿破出脓后症状消退。个别人因造成眼睑脓肿或蜂窝组织炎，还会造成全身怕冷，发热等全身反应。②内麦粒肿——病变于睑板腺，外观症状不如外麦粒肿显著，但因睑板组织致密，局部疼痛较剧。翻转眼睑，在眼结膜上可见黄白色脓点，数日后脓液从结膜面穿破流出而愈。

一、肩井穴治疗麦粒肿

钟某，男，47 岁，干部，1973 年 4 月 9 日就诊。主诉：两天来左眼红肿胀痛，诊为麦粒肿，患此病半年来一直不好，左眼下去，右眼起来，两侧交替发病。

取穴：位于患侧眼睑的对侧的肩井穴。两侧同时发病，取发病较重的对侧的肩井穴。把缝皮大弯针的中间弯曲部，用胶布缠绕数周浸泡于 75% 酒精内备用。常规消毒后，用缝皮大弯针挑断肩井穴 5~7 根肌纤维，用无菌干棉球盖压针眼，胶布贴压，1~2 天胶布自行脱落。挑治进行中，患者就感到明显减轻，两天后硬块红肿一起消失，眼睑未留任何痕迹，自挑治后十几年，眼睑未再发生此类病症。

按：挑治肩井穴治疗麦粒肿，是用传统的循经取穴法和巨刺法相结合而产生的一种治疗方法。肩井属少阳经穴，少阳起止循行于目外眦，所以选肩井穴属循径取穴法，取对侧肩井穴则属于巨刺法。《素问·谬刺论》说："邪客于经左盛则右病，右盛则左病，亦有移易者，左痛未已而右脉先病，如此者，必巨刺之……"用挑治法治疗取 "菀陈则除之"之意。气滞血瘀，邪热入于血分而引起眼睑疔肿。用大弯针挑治肩井穴，使经脉出血，以去瘀泻热，起到通经调气的作用，所以治疗麦粒肿能取得较好的疗效。

（山东曹县公费门诊部　杨桂荣）

二、臂臑穴治疗麦粒肿

郝某，女，36岁，干部，1987年4月17日就诊。主诉：右眼下眼睑肿痛五天，患者五天前无明显诱因突发右眼胀痛，随之发现右眼下眼睑红肿，某院诊为"麦粒肿"，予以氯霉素眼药水和红霉素眼药膏治疗五天，症状未改善而来诊。检查：右眼下睑有一1mm×2mm红肿硬块，并有脓尖，舌红，苔黄而干，脉弦滑，遂采用本法治疗。一诊右眼疼痛消失，脓尖消除，二诊后诸症尽除。

取穴：取患侧臂臑穴。用毫针施以徐疾提插法，留针15分钟，每日一次，每个患者不超过三次。四天以后无论有效无效，皆停止治疗。

按：①用针刺臂臑穴治疗麦粒肿是先师李毓麟教授之经验，通过本组的临床研究结果，表示针刺组疗效明显优于西药组。对于已成脓的麦粒肿使用该法疗效欠佳，但亦好于西药组。②中医学认为麦粒肿的病理关键是"热毒壅于眼睑"，因而清热解毒是治疗大法。考虑臂臑乃手阳明、手足太阳、阳维四脉之会穴，四阳经脉皆通于目，故泻其会穴臂臑能通阳泄热而明目，实为治疗麦粒肿的效穴。

（天津市中医院针灸科　张智龙）

三、阳陵泉穴治疗麦粒肿

李某，女，23岁。主诉：两眼局限肿痛四天，已在卫生院服用及肌注抗生素、耳尖放血等治疗无效，而来求治。检查：两眼睑局部性硬结左右各2处，推之不动，按之疼痛未化脓，无全身症状。诊断为麦粒肿。

取穴：两侧阳陵泉。各注入板蓝根注射液1ml，次日来诊眼睑肿痛减，有两处硬结消失，治疗两次而愈。

按：红肿热痛现代医学称之为发炎。我们选用阳陵泉，首先是根据经络学说，在穴位注射能起到持续刺激的作用，选用药物能增强消炎作用。所以阳陵泉穴注射治疗肝胆经的红肿热痛能较之单纯针刺或单纯药物肌注奏效快。

（广西玉林地区中医院　吕琪玲）

四、肝俞穴治疗麦粒肿

方法，患者俯卧，选准穴位，常规消毒，用三棱针挑刺使之出血少许，挑病侧肝俞。

疗效：本法一次即可治愈麦粒肿，反复发作性麦粒肿疗效甚佳。

机理：《内经》曰："肝气通于目"、"肝开窍于目"，肝俞属足太阳膀胱经，而此经起于目内眦，故肝俞能治与肝有关的病，加之放血，能泻火清热，治疗麦粒肿效更速。

（山东胶州市中医院　陈玉华）

五、商阳穴治疗麦粒肿

余某，女，8个月。几天前右眼胞红肿，右下眼胞一个麦粒肿如豆大，采用三棱针点刺商阳穴，配以厉兑穴，出血1~2滴，一次收效。

按：上睑内侧麦粒肿多与太阳经所处的脏腑有关，在太阳经络找到反应点，如患在眼外侧，寻找少阳经的再后下阳明经取之，则麦粒肿很快消退。

（福建省六建第四分公司医疗室　陈振南）

第六节　电光性眼炎

电光性眼炎为辐射性眼伤的一种。也就是较长时间接受紫外线（电焊、气焊等）照射后，眼球表面组织的炎症反应。临床表现为开始两眼怕光、流泪、剧痛、眼睑痉挛，检查眼睑轻度浮肿，结膜充血，角膜有密集的点状上皮脱落（荧光素染色后可见），瞳孔缩小，一般1~3天可以恢复。

一、耳尖放血治疗电光性眼炎

陈某，女，26岁，1990年6月8日就诊。双眼疼痛，怕光，流泪，不久双眼剧痛难以忍受，诊为电焊引起的急性结膜炎。给金霉素眼膏点眼无效。症见双眼睑红肿，眼结膜严重充血，分泌物多，舌质红，苔黄燥，脉弦细，证属外感热毒，伤及脉络，瘀而充血，取双耳尖、双太阳，另加耳穴眼点放血，立感双眼疼痛减轻。二诊，双眼疼止肿消而愈。

按：选用耳尖、太阳放血治疗，其机理是"通则不痛，痛则不通"，"气为血帅，血为气母，气行则血行"，"耳为宗脉所聚"，所以以耳尖为主配太阳，二穴都有清热解毒，活血化瘀，消炎止痛之功效。耳尖配太阳，上下合拍，切中病机，屡治屡验，既经济又方便。

（福建邵武市中医院　向海洋）

二、少商穴治疗电光性眼炎

姜某，男，32 岁，司机，1988 年 10 月 21 日就诊。诉昨夜为自家建房电焊钢筋半小时，未戴面罩，两小时后，双眼出现羞明流泪，刺痛灼热和异物感，并逐渐加重，平卧眼痛更甚，曾在村医疗站治疗，滴氯霉素眼药水及新鲜人乳无效。发病至就诊时未合过眼，流泪不止。检查：双眼睑皮肤肿胀潮红，结膜充血，角膜有弥散性点状上皮脱落，视物模糊，按上法予以针刺治疗，五分钟后刺痛、异物感明显减轻，半小时许自觉症状消失，红肿消退。

取穴：少商、少冲，耳穴"眼"。以上各穴均为双侧，取 0.5 寸毫针，以 28 号针常规消毒点刺上述穴位，各挤出鲜血少许。

按：少商为手太阴肺经"井"穴，针之能清肺热；少冲为手少阴心经"井"穴，刺之能降心火，电光性眼炎为大量紫外线较长时间照射眼部，灼伤结膜及角膜上皮等所致。根据中医眼科五轮学说，白睛属肺，今电光灼伤眼睛，风轮血轮皆见红赤，表现为肺经热盛，故针心肺二经"井"穴用，泻法以降火。耳穴"眼"是耳针眼病之常用穴，取泻法治疗眼科实证有效，以为配穴。

（浙江长兴县泗安地区医院　蒋吉林）

三、光明穴治疗电光性眼炎

卢某，男，26 岁，唐山市第二塑料厂工人，1980 年 3 月 18 日就诊。主诉：双眼疼痛，怕光流泪，有异物感两天。曾有密切电弧光接触史，双眼睑红肿泪液增多，结膜高度充血，视力左 0.5，右 0.4，诊断为电光性眼炎。

取穴：光明穴。针两侧光明穴，得气后明显好转，疼痛异物感基本消失，留针 30 分钟，针后视力即可恢复到 1.5，三日后随访，针刺的当天即愈。

按：光明穴为足阳明胆经之络穴，别走足厥阴肝经，与肝经联系密切，"肝开窍于目"，《标幽赋》有"眼疾能痛，泻光明与地仓五会"之记载，故该穴为眼科用穴之一。

（唐山市中医院针灸科　崔允孟）

第七节　视神经萎缩

视神经萎缩是视神经的一种退行性病变。原发者由于脑炎、脑膜炎、外伤及甲醇、铅、奎尼丁等中毒引起。继发性主要是由于视神经炎，视神经乳头炎或视网膜脉络膜炎等所造成。

临床表现为视力减退，视野范围逐渐缩小，眼底所见：原发性视神经炎视神经乳头苍白，边缘清楚，视神经乳头上的筛板明显可见；继发性视神经乳头灰白，淡黄或蜡黄色，边缘不清，筛板孔也看不清，视网膜上的动脉变细。

太阳穴治疗视神经萎缩

方法：选准穴位，常规消毒，以 25 度斜角向内下进针，慢慢提插捻转，动作轻柔，使针感传至眼球深部，约进针两寸深即出针。

疗效：对视神经萎缩，老年性视力减退有显著疗效，能迅速提高视力，扩大视野。

机理：此穴为经外奇穴，在眼的周围，深刺太阳穴能疏通目络，改善视神经的营养，对视力不良者有奇效。

（山东胶州市中医院　陈玉华）

第八节　近视眼

近视眼是指眼在不使用调节时，平行光线，通过眼的屈光系统屈折后，焦点落于视网膜之前。其病因由于眼球后轴变长所引起，在睫状肌痉挛性收缩及角膜弯曲度增加时，也可产生但少见。一般发生于青少年时期，除部分遗传外，大部分与灯光照射、坐位姿势、生活习惯、课程负担过重因素有关。临床表现：三个屈光度以下为轻度近视眼，3~6个屈光度为中度近视眼，6个屈光度以上的为高度近视眼。中度近视眼看远物模糊，重度近视看远物更加模糊，时间久了出现眼胀，头痛等视力疲劳症状。

新明穴治疗近视眼

方某，女，18岁。视力下降三年，右0.4，左0.4，经针刺一个疗程后，视力恢复到1.5，经随访半年，视力再无下降。

取穴：①新明穴Ⅰ，位于耳垂后方皮肤皱纹之中点，此处有耳后动脉，颈外浅静脉及耳大神经，面神经干通过，将耳垂向前上方牵拉至45°，针体与皮肤呈60°角，快速进针达下颌骨前侧位处，深度约1寸，为第一刺激点；针体向前方与皮肤呈45°角，刺入约1寸，为第二刺激点，沿第二刺激点，向额前再刺0.5寸，为第三刺激点。②新明穴Ⅱ，位于眉上1寸凹陷处，此处有颞浅动脉静脉额支及面神经颧、颞支耳颞神经分支，眶上神经等，将穴位部皮肤拉紧，针尖向前，针体与皮肤呈60°角，快速向凹陷处斜刺，深度约0.8~1寸，针感除出现酸麻胀痛且向耳屏前太阳穴，眼眶上缘放射外，眼球还出现放电火花样感觉，流泪或热舒适感。针刺手法，捻转加小提插，用补法，紧插慢提，幅度两毫米左右，频率100~120次/分，运针时间约40秒至1分钟，不留针。根据病程长短，针感反应情况，分别采用强刺激（针感反应差者），中刺激（针感较敏感者），轻刺激（针感敏感者）。每天针一次，10 天为一个疗程。对侧新明Ⅰ与新明Ⅱ交替进行。首次新明Ⅰ，一疗程后，休针 3~5 天，据情况进行下一疗程。

注意事项：取穴要准确，刺激应适宜，患者不要紧张，进针时全身放松，以免出现疼痛或滞针，要集中精力体会针感，把感觉及时告诉医者，以更好地控制针感，针刺后为了更好地让针感充分发挥效应，需静坐或卧 1 小时，闭目体会眼部的感觉。

（福建省厦门市 3240 部队卫生院　曹京德）

第九节　眶上神经痛

眶上神经痛多发生于感冒之后出现的单侧或双侧眶上缘及前额部的刺痛或麻痛。检查患侧眶上切迹处明显压痛，病侧眶上神经分布区的感觉减退或过敏。

一、中渚穴治疗眶上神经痛

刘某，女，24 岁。主诉：双眼眶眉棱骨胀痛五年，痛时伴恶心，视力减退。检查视力双眼均为 0.9，两眼眶上神经切迹明显压痛，内眼正常。诊断：眼眶神经痛。

取穴：中渚穴（双）。给予中渚穴（双）封闭，症状立即消失，视力恢复为 1.2，随访两年未复发。

按：中渚穴为手少阳经穴，文献中记载有治疗肩背肘臂酸痛、头痛、视物不明等。根据缪刺理论，有针到病除之功。另外加用维生素 B_{12} 有营养神经作用，与普鲁卡因合用可减轻注射时疼痛，混合注射到穴位后，除有针刺的作用外，药液的滞留可刺激局部强化针刺的治疗效果，比单纯针刺疗效好。对普鲁卡因过敏者可单用维生素 B_{12}。

（解放军二〇七医院　韦述达）

二、飞扬穴治疗眶上神经痛

徐某，男，60 岁，唐山市二轻局干部，1984 年 5 月 18 日就诊。主诉：左眼眶上内侧跳动样疼痛四日，局部检查未见异常。

取穴：针右侧飞扬穴。进针后针感不明显，经提插数次，更换不同针刺方向后，突然针下出现"如鱼吞钩饵之沉浮"的现象，即肌肉发生明显节律性抽搐，随即患者头不痛，一次而愈，一年以后随访症状未见复发。

（唐山市中医院　崔允孟）

第十节　过敏性鼻炎

过敏性鼻炎又称变态反应性鼻炎，为身体对某些病变应原（过敏原）敏感性增高而出现的鼻黏膜病变为主的一种异常反应，常伴发过敏性鼻窦炎。临床常见有常年性发作和季节性发作两种。

其病因多为过敏性体质（支气管哮喘，荨麻疹，血管神经性水肿等过敏疾病史）。或有家族过敏史，接种应变原（吸入物：灰尘、花粉、动物羽毛或皮屑、真菌等；或工农业粉尘、棉花亚麻子、面粉、蓖麻子、谷粉散发的细微粉尘；食入物：牛奶、鸡蛋、鱼虾、肉类、豆类及磺胺、奎宁、抗生素、阿司匹林等；注射物：血清、青霉素、链霉素等；接触物：化妆品、肥皂粉、汽油、新鲜油漆、皮毛、氨水、酒精、碘酒、汞等）感染因素。

临床表现为鼻痒打喷嚏，流鼻涕（水样分泌物），急性感染呈脓性分泌物，鼻塞轻重不一，嗅觉减退或消失，还可出现头痛、耳鸣、流泪、声嘶、慢性咳嗽等。

下关穴治疗过敏性鼻炎

梁某，男，44岁，于1987年1月就诊。主诉：晨起鼻腔痒甚，频打喷嚏，伴鼻塞流清涕病史18年，经多家医院诊断为过敏性鼻炎，但久治无效，封闭一次治疗后症状即减轻，四次治疗而愈，至今两年多未复发。

取穴：下关穴。方法：0.5%普鲁卡因，地塞米松1.5ml，深部穴位封闭。

按：地塞米松具有强大的抗炎抗渗出作用，普鲁卡因的麻醉作用能显著地减轻或消除地塞米松的局部刺激作用引起的疼痛。部分患者穴位封闭后有头晕、胸闷、心慌的表现，可能与药液的刺激作用有关。上述症状出现后应立即让患者平卧休息，并注意观察，一般15分钟后可逐渐恢复正常，少数年老体弱者，穴封治疗时最好让患者平卧接受治疗，可大大减少此类反应的发生。

（广东德庆县中医院　林绍仁）

第十一节　颞下颌关节功能紊乱

颞下颌关节紊乱综合征的主要症状有局部疼痛，张口运动异常和弹响，但具体表现不一，还可见于翼外肌功能亢进，或翼外肌劳损，及关节盘后垫损伤，关节囊损伤，髁状突后移等。

足三里治疗颞下颌关节功能紊乱

苏某，男，37岁，唐山市人民委员会干部，1988年10月4日就诊。主诉：张口困难疼痛15年，每日张口闭口下颌关节伴有响声，曾做多次封闭理疗和药物的综合治疗，无明显疗法，特别是遇秋冬及冬春气候交替季节症状更加重。最重时只能张口1cm左右。检查：张口能放入两指尖，右侧下关穴附近有压痛。诊断：颞下颌关节功能紊乱。

取穴：右侧足三里穴，针刺后疼痛减轻，张口松弛，连续治疗三次而愈，随访半年未见复发。

（唐山市中医院针灸科　崔允孟）

第十二节　突发性耳聋

突发性耳聋亦称暴聋，是指突然发生原因不明的感音神经性耳聋，好发生于中老年人，脑力劳动者。临床多为不同程度的耳鸣和眩晕。多为单侧，一小时至1~2天内迅速加重，程度轻重不一，耳鸣多为低音调。西医认为本病多与内耳血流障碍和病毒感染有关。前庭窗或蜗窗的破裂亦可发生突发性耳聋。检查外耳道、鼓膜咽鼓管无明显病变，音叉试验属感音性耳聋，听力曲线显示气导及骨导均下降，以高频区下降或高、低频区同时下降者最多。中医认为肾开窍于耳，心亦寄窍于耳，心之血脉，心气不足致人体气血运行受限，气滞则运滞迟缓，耳脉经气失充或气血壅滞，耳脉闭塞，经气无以充养耳窍使耳聋。次为劳伤血气，精脱肾惫，或暴怒伤肝，肝气郁结而上逆，阻塞清窍。

风市穴治疗突发性耳聋

李某，女，53岁。耳鸣耳聋半月余。患者平素血压高，因暴怒伤肝而致右耳失听，自觉耳中宽胀如棉花堵塞，鸣声宏大，渐觉左耳听力下降，电测听器测验听力，气导60Bd。伴口苦咽干，舌红苔黄，脉弦而数，拟诊暴聋。常规取听会、翳风穴效果不佳。依法针右侧风市穴，针尖迎着经脉方向刺入1.5寸，患者即觉针感传至髀厌，此时令其意念有经气由风市穴循经至耳中，每隔五分钟运针一次，十分钟后即觉耳中刺痒，留针30分钟，起针后自觉耳鸣减半，经三次治疗而愈。

按：暴怒伤肝，使肝胆风火随经上逆，少阳之气闭阻而致耳鸣耳聪，多属实证。足少阳胆经有一支脉从耳后入耳中，风市穴又为治"风病"之要穴，因此采取针芒迎随补泻法，以散风解郁，疏导经气，针刺风市穴治疗"暴聋"，疗效以针感能循经传至耳中为最佳。为达到有效针感须注意；①针前须治神入静，要求医者聚精会神，患者须心神宁静。②采取舒适体位，一般均取仰卧位，微屈膝，腘膝部垫物。③应用针芒迎随补泻法。笔者进针过程中即将针芒直指病所，然后再行手法得气。④入静诱导法，对隐性针感或感传不至者，针时令患者意念入神，想象似有经气由风市穴循经至耳中，以诱发循经感传，气至病所。

（中国人民解放军51409部队卫生队　肖国良）

下篇　临床常用的针刺疗法简介

第一章　体针疗法

体针疗法是针灸疗法中最主要、最常用的一种毫针疗法。主要针具是毫针，可在人体的有关穴位上实施针刺疗法。它是我国劳动人民长期与疾病作斗争的经验总结，是由砭石、石针、管针、竹针、金属针逐步发展而成，经历了铜、铁、金、银、合金及不锈钢针等阶段，扩大了针刺的治疗范围，提高了临床疗效，促进了针灸学的发展。

体针主要在人体的十四条经络上的腧穴及奇穴上治疗。经络系统——即古代医家在长期的临床实践中发现和认识到人体是一个由经气运行的有机整体，通过不断总结提高，从实践到理论，从理论到实践的反复过程，逐步形成了——经络学说。早在《黄帝内经》中，就有针灸的详尽记载，为针灸学的发展奠定了理论基础。我国第一部针灸专著为晋代皇甫谧的《针灸甲乙经》；宋代王惟一铸造了世界上最早的立体针灸模型——针灸铜人，编选了《新铸铜人腧穴针灸图经》，明代杨继洲《卫生针灸玄机秘要》、《针灸大成》，集历代医家之精华。新中国成立后更加促进了针灸医家的复兴和繁荣，在国际上掀起了一个针灸热的浪潮。

第一节　针具演变与发展过程

针具是治疗疾病的基本武器之一，经过了一个不断总结、提高、创新的漫长过程，由最早应用的砭石针（即石针、镵石）演变为后来的九针（提针、大针、长针、毫针、圆针、圆利针、锋针、镵针、铍针），由于历代医家的长期实践，又发展为众多的近代针——即椎针、大针、赤医针、巨针、芒针、毫针、圆针、圆利针、三棱针、皮肤针、滚刺针、小眉刀、割刀、陶瓷针等。新中国成立后在针具及方法方面，不断创新了许多新疗法：如电针、皮内针、头针、耳针、足针、鼻针、舌针、手针、面针、穴位封闭、激光针、磁针等，使针灸疗法不断补充新的内容。

第二节　常用毫针针具简介

毫针为古代九针之一，是临床应用最广泛的主要针具，现代所用毫针多以不锈钢丝制成，亦有用金、银或合金材料制成。

毫针的结构主要由针尖（又称针芒），针身（又称针体，针尖至针柄之间的主体部分），针根（针身与针柄连接的部分），针尾（针尾的末梢部分）几部分组成。针柄有不同形状，临床常用的有圈柄、平柄、花柄、管柄等几种。

毫针的规格主要以针身的长短和粗细区分。按长度分为0.5 寸（15mm）、1 寸（25mm）、1.5 寸（40mm）、2 寸（50mm）、2.5 寸（65mm）、3 寸（75mm）、4 寸（100mm）、5 寸（125mm）、6 寸（150mm）、8 寸（200mm），按粗细分为26 号（直径 0.45mm）、28 号（0.38mm）、30 号（0.32mm）、31 号（0.30mm）、32 号（0.28mm）等。

第三节　体针疗法的基本内容

体针疗法主要根据经络系统的循行分布、生理功能、病理变化及其脏腑相互关系，来辨证归经，循经取穴、针刺补泻手法来达到治疗疾病的目的。人体是以十二经脉为主体，包括奇经八脉、十二经别、十二经筋和十二皮部，十五络脉及孙络。

十二经脉分为手三阴经、手三阳经、足三阴经、足三阳经，分别隶属于十二脏腑。六条阳经与腑，六条阴经与脏相联系，阴经与阳经之间又有表里络属关系。具体分为手太阴肺经与手阳明大肠经互为表里，足阳明胃经与足太阴脾经互为表里，手少阴心经与手太阳小肠经互为表里，足太阳膀胱经与足少阴肾经互为表里，手厥阴心包经与手少阳三焦经互为表里，足少阳胆经与足厥阴肝经互为表里。其循行走向为手三阴经从胸走手，手三阳经从手走头，足三阳经从头走足，足三阴经从足走胸腹。十二经脉左右对称地分布于人体的头面、躯干及四肢，纵贯全身，构成了一个周而复始，如环无端的经脉传注系统，气血通过经脉，内注脏腑，外达肌表，营养全身。

一、手太阴肺经

（一）经脉循行路线　始于中焦胃部，向下络于大肠，上行穿过横膈膜，入于肺脏，从肺系（气管、喉咙部）横出腋下，循上臂内侧下行至肘窝中，沿前臂掌面桡侧入寸口，经过大鱼际部沿边出大拇指桡侧端（即少商穴）。腕后支脉：从列缺穴处分出，走向食指内（桡）侧，出其末端，与手阳明大肠经相连。

（二）本经之穴　中府（肺募）、云门、天府、侠白、尺泽、孔最、列缺、经渠、太渊、鱼际、少商。

（三）主治概要　手太阴肺经主治胸、肺、喉部疾患及经脉循行部位的病变。

本经与手阳明经相为表里，又通过列缺穴与任脉之气相通。

二、手阳明大肠经

（一）经脉循行路线　始于食指末端（商阳），沿手指桡侧，通过第一、二掌骨之间，向上进入拇长伸肌腱和拇短伸肌腱之间的凹陷中，沿前臂背面桡侧缘，平肘部外侧，再沿上臂外侧上行至肩端，出肩峰前沿，向上交会于颈部大椎穴，下入缺盆，络于肺脏，通过横膈，属于大肠。缺盆部支脉：上走颈部（扶突），经过面颊，进入齿龈，回绕口唇，交叉于水沟（人中），左脉向右，右脉向左，分布于鼻旁迎香穴，与足阳明胃经相接。

（二）本经之穴　商阳、二间、三间、合谷、阳溪、偏历、温溜、下廉、上廉、手三里、曲池、肘髎、手五里、臂臑、肩髃、巨骨、天鼎、扶突、禾髎、迎香。

（三）主治概要　手阳明大肠经主要治疗头面、五官疾患和阳明循行部位的病变。

本经与手太阴肺经相为表里，又在肠合穴入足阳明胃经下巨虚穴。

三、足阳明胃经

（一）经脉循行路线　始于迎香穴，交会鼻根中，与旁侧足太阳经交会，向下沿着鼻的外侧（承泣）入上齿龈，回出环绕口唇，向下会于唇沟内承浆穴，再向后沿着口腮后下方，出于下颌大迎处，沿着下颌角颊车，上行耳前，经过下关，沿发际至额（头维）与督脉会于神庭。面部支脉，从大迎向下走人迎，沿着喉咙，会大椎，入缺盆，向下通过横膈，属胃，络脾脏。缺盆部直行支脉；经乳头向下挟脐旁，入小腹两侧气冲穴。胃下口支脉：从胃口向下至气冲穴与前者会合，再向下至髀关，直抵伏兔部，下至膝膑中，前胫骨前棘外侧，下经足背，进入第2趾外侧端的厉兑。胫部支脉：从膝下三寸足三里穴分出向下进入中趾外侧趾缝，出中趾末端。足背部支脉：从足背上（冲阳）分出，进入足大趾内侧端（隐白），与足太阴脾经相接。

（二）本经之穴　承泣、四白、巨髎、地仓、大迎、颊车、下关、头维、人迎、水突、气舍、缺盆、气户、库房、屋翳、膺窗、乳中、乳根、不容、承满梁门、关门、太乙、滑肉门、天枢、外陵、大巨、水道、归来、气冲、髀关、伏兔、阴市、梁丘、犊鼻、足三里、上巨虚、条口、下巨虚、丰隆、解溪、冲阳、陷谷、内庭、厉兑。

（三）主治概要　本经主治胃肠道疾病、神志性疾病和头面眼、鼻、口齿疾患，以及经脉循行部位的疾患。

本经与足太阴经相表里。

四、足太阴脾经

（一）经脉循行路线　始于足大趾末端隐白穴，沿大趾内侧赤白肉际，经第一蹠骨小头后，向上经内踝前侧，上小腿内侧，沿胫骨后，交出足厥阴肝经之前，上膝、股内侧沿入腹，属脾、络胃，过横膈上行，挟食管两旁，分散于舌下。支脉：向上再通过横膈，流注于心中，与手少阴心经相接。

（二）本经主穴　隐白、大都、太白、公孙、商丘、三阴交、漏谷、地机、阴陵泉、血海、箕门、冲门、府舍、腹结、大横、腹哀、食窦、天溪、胸乡、周荣、大包。

（三）主治概要　本经主治胃脘痛、腹胀、呕吐、嗳气、便溏、黄疸、身体沉重无力，舌根强痛、膝股部内侧肿胀、厥冷等症。

本经与足阳明胃经相表里，又通过公孙与冲脉之气相通。

五、手少阴心经

（一）经脉循行路线　始于心中、出于心前（心与其他脏器相联系的部位），过横膈，下络小肠。心系向上支脉：挟食管上行，系于目（指眼球与脑相联系的脉络）。心系直行三脉：上行于肺部，横出于腋窝极泉穴，沿上臂内侧后缘，肱二头肌内侧沟至肘窝内侧，沿前臂内侧后沿，尺侧腕屈肌腱之侧，到掌后腕豆骨部，入掌，沿小指桡侧至末端少冲，与手太阳小肠经相接。

（二）本经之穴　极泉、青灵、少海、灵道、通里、阴郄、神门、少府、少冲。

（三）主治概要　本经主治心、胸、神志病症及本经循行部位的病变。

本经与手太阳小肠经相表里。

六、手太阳小肠经

（一）经脉循行路线　始于手小指尺侧端的少泽穴，沿手背尺侧至腕部，出于尺骨茎突，直上前臂外侧尺骨后沿，经尺骨鹰嘴与肱骨内上髁之间，循上臂外侧后沿出肩关节，循行肩胛部，交会于大椎穴，入缺盆络于心脏，沿食管过横膈，过胃属小肠。缺盆部支脉：从锁骨上行沿颈旁上面颊（颧髎），至外眼角，再向后，进入耳中。颊部支脉：上行目眶下，抵于鼻旁，至目内眦睛明，与足太阳膀胱经相接。

（二）本经之穴　少泽、前谷、后溪、腕骨、阳谷、养老、支正、小海、肩贞、臑俞、天宗、秉风、曲垣、肩外俞肩中俞、天窗、天容、颧髎、听宫。

（三）主治概要　本经主要治疗头项、五官病证、热病、神志疾患及本经部位的病变。

本经与手少阴心经相表里，小肠合入于足阳明胃经下巨虚穴。

七、足太阳膀胱经

（一）经脉循行路线　始于目内眦睛明穴，上额交会于巅顶百会穴。巅顶部支脉：从头顶到颞额部的耳上角。巅顶部直行之脉：从头顶入里络于脑，回出分开下行项后，沿着肩胛部内侧，挟着脊柱，到达腰部，从脊旁肌肉进入体腔，联络肾脏，属于膀胱。腰部支脉：夹脊旁，通过臀部，进入腘窝中。项部支脉：从肩胛内侧分别下行，通过肩胛；经过髋关节会环跳，下行沿大腿外后侧，与腰部下行的支脉会合于腘窝中，由此向下，通过腓肠肌，出于外髁的后面，沿着足外侧，经第5跖骨粗隆，至足小趾外侧端至阴穴，与足少阴肾经相接。

（二）本经之穴　睛明、攒竹、眉冲、曲差、五处、承光、通天、厥阴俞、心俞、督俞、膈俞、肝俞、胆俞、脾俞、胃俞、三焦俞、肾俞、气海俞、大肠俞、关元俞、小肠俞、膀胱俞、中膂俞、白环俞、上髎、次髎、中髎、下髎、会阳、附分、魄户、膏肓、神堂、譩譆、膈关、魂门、阳纲、意舍、胃仓、盲门、志室、胞肓、秩边、承扶、殷门、浮郄、委阳、委中、合阳、承筋、承山、飞扬、跗阳、昆仑、仆参、申脉、金门、京骨、束骨、通谷、至阴。

（三）主治概要　本经主要治疗头项、目、鼻、腰背、神志病证。例如头痛项强、目眩、鼻塞、腰背痛、癫狂、癫痫及经脉循行部位的病变。位于背部第 1 侧线上的"背俞穴"，主治各有关脏腑及所属组织器官的病证。

本经与足少阴肾经相为表里，又通过中脉穴与阳跷脉之气相通。

八、足少阴肾经

（一）经脉循行路线　始于足小趾下，斜向脚底心涌泉，出于舟骨粗隆下，沿内踝后进入足跟，再向上行于小腿内，出腘窝内侧，上大腿内后侧，通过脊柱，属于肾脏，联络膀胱。肾脏直行之脉：从肾向上，通过肝脏进入肺中，沿着喉咙，夹于舌根两旁。肺部支脉：从肺出来，联络心脏，流注胸中，与手厥阴心包经相接。

（二）本经之穴　涌泉、然谷、太溪、大钟、水泉、照海、复溜、交信、筑宾、阴谷、横骨、大赫、气穴、四满、中注、肓俞、商曲、石关、阴都、通谷、幽门、步廊、神封、灵墟、神藏、俞府。

（三）主治概要　本经主要治疗妇科、前阴、肾、肺、咽喉病证。如月经不调、阴挺、遗精、小便不利、水肿、便秘、泄泻以及本经循行部位的病变。

本经与足太阳膀胱经相为表里，又通过照海穴与阴跷脉气相通。

九、手厥阴心包经

（一）经脉循行路线　始于胸中，出属心包络，向下通过横膈，从胸至腹，依次联络上、中、下三焦。胸部支脉：沿胸内出胁部，当腋下三寸处天池穴向上到腋下，沿上臂内侧，于手太阴、手少阴之间，进入肘中，向下行于前臂掌长肌腱与桡侧腕屈肌腱之间，进入掌中，沿中指桡侧出于末端中冲穴。掌中之脉：从掌中分出，沿无名指出于末端，接手少阳三焦经。

（二）本经之穴　天池、天泉、曲泽、郄门、间使、内关、大陵、劳宫、中冲。

（三）主治概要　本经主要治疗心、胸、胃、神志病证。如心痛、心悸、胃痛、呕吐、胸痛、癫狂、昏迷及经脉循行部位的病变。

本经与手少阳三焦经相表里，又通过内关穴与阴维脉相通。

十、手少阳三焦经

（一）经脉循行路线　始于无名指末端关冲，上行小指与无名指之间，沿着手背；出于前臂伸侧尺、桡骨之间，向上通过肘尖，沿上臂外侧三角肌后沿，上达肩部，交出足少阳经位的后野，进入缺盆，分布于膻中，散络于心包，通过膈肌，做泛遍于上、中、下三焦。胸中支脉：从胸上出缺盆，上走项部，沿耳后直上，出于耳上至额角，再屈而下行至面颊，到达目眶下。耳部支脉：从耳后入耳中，出走耳前，与前脉交叉于面颊部，到达目外眦，与足少阳胆经相接。

（二）本经之穴　关冲、液门、中渚、阳池、外关、支沟、会宗、三阳络、四渎、天井、清冷渊、消泺、臑会、肩髎、天髎、天牖、翳风、瘈脉、颅息、角孙、耳门、和髎、丝竹空。

（三）主治概要　本经主要治疗侧头、耳、目、咽喉、胸胁部病证和热病。如偏头痛、胁肋痛、耳鸣、耳聋、目痛、咽喉痛及经脉循行部位的病銮。

本经与手厥阴心包经相表里，又通过外关穴与阳维脉之气相通。三焦合入于足太阳经委阳穴。

十一、足少阳胆经

（一）经脉循行路线　始于眼外角瞳子髎，上行至额角，下耳后，沿颈旁，行少阳三焦经之前，平肩上向后，交出手少阳三焦经之后，进入缺盆锁骨上窝。耳部支脉：从耳后进耳入中，走耳前，平外眼角后。外眦部支脉：从目外眦分出，下走大迎，与手少阳经会合，到达目眶下，下经颊车至颈部，与前脉会合于缺盆，然后向下进入胸中，通过横膈，联络肝脏，属于胆，沿着胁助内，出于少腹两侧腹股沟动脉处，经过外阴部毛际，横入髋关节处（环跳）。缺盆部直行脉：下行腋窝前，沿胸部，经过前胁，向下会合前脉于髋关节处，再向下沿大腿外侧，出于膝关节外侧，向下经腓骨前面，直下到腓骨下段，再出于外踝前面，沿足背部，进入第四趾外侧端。足背支脉：从足临泣分出，沿第一、二趾骨之间，出于足大趾端，绕回贯穿趾甲，至大趾骨的丛毛部，与足厥阴肝经相接。

（二）本经之穴　瞳子髎、听会、上关、颔厌、悬颅、悬厘、曲鬓、率骨、天冲、浮白、窍白、窍阴、完骨、本神、阳白、临泣、开窗、正营、承灵、脑空、风池、肩井、渊液、辄筋、日月、京门、带脉、五枢、维道、居髎、环跳、风市、中渎、阳关、阳陵泉、阳交、外丘、光明、阳辅、悬钟、丘墟、临泣、地五会、侠溪、窍阴。

（三）主治概要　本经主要治疗头颞、耳、目、胁肋部疾患，及神志病、热病等。如偏头痛、目眩、耳鸣、耳聋、胁肋痛、黄疸、疟疾及经脉循行部位的病变。

本经与足厥阴肝经相为表里，又通过足临泣穴与带脉之气相通。

十二、足厥阴肝经

（一）经脉循行路线　始于足大趾上丛毛处的大敦穴，沿足背1~2跖骨向上行，经内踝前1寸（中封），向上至内踝上8寸处，交出于足太阴经的后面，上经膝、股内侧，进入阴毛中，环绕阴器，上达小腹，挟胃旁；属于肝，络于胆，向上通过膈肌，分布于胁肋部，沿气管之后，向上进入颃颡（喉头部），连接目系（眼球后的脉络联系），上行出于额部，与督脉交会于头顶。目系支脉：下行颊里，环绕口唇之内。肝部支脉：从肝分出，通过横膈，向上流注于肺，与手太阴经相接。

（二）本经之穴　大敦、行间、太冲、中封、蠡沟、中都、膝关、曲泉、阴包、五里、阴廉、急脉、章门、期门。

（三）主治概要　本经主治肝病及妇科的前阴诸病，如崩漏、阴挺、月经不调、遗精、疝气、遗尿，小便不利以及经脉循行部位的病变。

本经与足少阳胆经相为表里。

十三、督　脉

（一）经脉循行路线　始于小腹内，下出会阴部，向后行于脊柱内，上达项部风府，进入脑内，上行巅顶，沿前额下行鼻柱，至上唇唇系带处。

（二）本经之穴　长强、腰俞、腰阳关、命门、悬枢、脊中、中枢、筋缩、至阳、灵台、神道、身柱、陶道、大椎、哑门、风府、脑户、强间、后顶、百会、前顶、囟会、上星、神庭、素髎、水沟、兑端、龈交。

（三）主治概要　本经主治神志病、热病、腰骶、脊背、头项局部及相应内脏的病证，如癫狂、痫证、昏厥、发热、疟疾、头项强痛、腰脊疼痛、角弓反张等。

督脉督领阳脉之海，主持元阳，其脉气与足太阳经后溪相通。

十四、任　脉

（一）经脉循行路线　始于小腹中，下出会阴部，向前行于阴毛中，沿腹内向上，沿腹正中线经关元等穴，到达咽喉部，再上行环绕口唇，经过面部，进入目眶内。

（二）本经之穴　会阴、曲骨、中极、关元、石门、气海、阴交、神阙、水分、下脘、建里、中脘、上脘、巨阙、鸠尾、中庭、膻中、玉堂、紫宫、华盖、璇玑、天突、廉泉、承浆。

（三）主治概要　本经主要治疗腹、胸、颈、头面的局部疾患及相应内脏的病证。如月经不调、痛经、小便不利、泄泻、呕吐、胸痛、咳喘等。

任脉为经络之海，总任诸阴，其脉气与手太阴列缺相穴通。

十五、其　他

奇经八脉除督、任二脉之外，还有冲脉、带脉、阳跷脉、阴跷脉、阳维脉、阴维脉。

冲脉是五脏六腑十二经脉之海，五脏六腑都禀受它的气血的濡养。冲脉起于气冲穴，伴随足阳明胃经，挟脐两旁中行，到胸中而分散。交会穴：会阴、气冲、横骨、大赫、气穴、四满、中注、盲俞、阴交。冲为血海，主生殖。

带脉始于季胁部，交会于足少阳胆经的带脉、五枢、维道穴，向背部过第14椎，环绕腰部一周。带脉约束诸经。阳明虚则宗筋纵，带脉不引，故足痿不用。其脉气与足少阳经足临泣穴相通。交会穴：带脉、五枢、维道。带脉约束诸经。

阳跷脉始于足跟部，沿着足外踝向大腿外侧上行，进入项部的风池穴，经脑室至口边会地仓、承浆，与阴跷于目外眦相交后，还出从鼻旁，至目内眦。

阴跷脉始于然谷之后的照海穴，上行于内踝上方，向上沿大腿的内侧，进入前阴部，然后沿着腹部上入胸中，入缺盆，至咽部，交贯于冲脉，向上出人迎的前方，到达鼻旁，连属于目内眦，与足太阳经、阳跷脉会合而上行。交会穴：照海、交信、睛明。阴跷阳跷交道阴阳，主睡眠运动。

阳维脉始于诸阳经交会之处，与足太阳经相合。其脉气所发，别与金门，以阳交为郄，与足太阳及跷脉会于臑俞，与手、足少阳会于天髎，又会于肩井。其在头部与足少阳会于阳白，上于本神及临泣，上至正营，循于脑空，下至风池。与其督脉会则在风府及哑门。交会穴：金门、阳交、臑俞、天髎、肩井、本神、阳白、头临泣、目窗、正营、承灵、脑空、风池、风府、哑门。

阴维脉始于足内踝上5寸诸阴交会之处。阴维之郄名曰筑宾。其脉气与足太阴会于腹哀及大横，又与足太阴、厥阴会于府舍及期门，与任脉会于天突及廉泉。交会穴：筑宾、冲门、府舍、大横、腹哀、期门、天突、廉泉。阴维维于阴，纲维诸阴之脉也，其脉气与手厥阴内关穴相通。

第二章　头针疗法

　　头针疗法是在头部划分出皮层功能相应的刺激区，以针刺方法来治疗各种疾病的一种方法，又称为头皮针疗法，颅针疗法。本疗法是在传统的针灸医学理论基础发展起来的。1972年首见报道。头与脏腑经络有着密切关系，因为头部是经气汇集的重要部位。《素问·脉要精微论》早就指出："头为精明之府。"明代张介宾谓"五脏六腑之精气，皆上升于头。"中国针灸学会组织专家多次研究讨论按分区定经，经上选穴，并结合古代透刺穴位方法，制定了《头皮针穴名标准化方案》。

第一节　标准线

　　（一）前后正中线　从眉心至枕外粗隆下沿的头部正中连线。

　　（二）眉枕线　从眉毛上沿中点至枕外粗隆尖端的头部侧面水平连线。

第二节　刺激区的定位与主治

一、运动区

　　（一）定位　上点在前后正中线的中点向后移 0.5cm，下点在眉枕线与鬓角发际交点，上下点之间的连线。

　　（二）大脑皮层相应部位　大脑皮层中央前回。

　　（三）主治　上 1/5 治疗对侧下肢瘫；中 2/5 治疗对侧上肢瘫痪；上 2/5 治疗对侧中枢性面瘫，运动性失语、流涎、发育障碍。

二、感觉区

　　（一）定位　自运动区后移 1.5cm 的平行线。

　　（二）大脑　皮层相应部位-大脑皮层中央后回。

（三）主治　上 1/5 治疗对侧腰腿痛、麻木、感觉异常及头项疼痛，头晕；中 2/5 治疗对侧上肢疼痛、麻木、感觉异常；下 2/5 治疗对侧面部麻木、偏头痛、三叉神经痛、牙痛、颞颌关节炎。

三、舞蹈震颤控制区

（一）定位　自运动区向前移 1.5cm 的平行线。

（二）大脑皮层相应部位　大脑皮层中央前回。

（三）主治　舞蹈病、震颤麻痹综合征。

四、血管舒张区

（一）定位　自舞蹈震颤控制区向前移 1.5cm 的平行线。

（二）大脑皮层相应部位　大脑皮层中央前回。

（三）主治　皮层性浮肿，高血压。

五、足运动区

（一）定位　前后正中线旁开左右各 1cm，从感觉区上点往后 1cm，与前后正中线平衡约 3cm 处。

（二）大脑皮层相应部位　顶叶。

（三）主治　下肢瘫痪、麻木、疼痛、急性腰扭伤、夜尿、子宫脱垂。

六、晕听区

（一）定位　耳尖直上 1.5cm，向前后各移 2cm 长的水平线。

（二）大脑皮层相应部位　颞叶。

（三）主治　神经性耳聋、头晕、内耳性眩晕。

七、言语二区

（一）定位　顶骨结节后下 2cm，向下作平行于正中线长 3cm 的直线。

（二）大脑皮层相应部位　顶叶。

（三）主治　命名性失语症。

八、言语三区

（一）定位　晕听区中点向后平移 4cm 长的直线。

（二）大脑皮层相应的部位　颞叶。

（三）主治　感觉性失语症。

九、运用区

（一）定位　以顶骨结节为起点，向下、前、后分别成 40°角，长 3cm 的直线。

（二）大脑皮层相应部位　顶叶。

（三）主治　失用症。

十、视区

（一）定位　与枕外粗隆平齐，旁开 4cm，向上外平行于正中线长 4cm 的直线。

（二）大脑皮层相应部位——颞上回。

（三）主治　皮层性盲症。

十一、平衡区

（一）定位　与枕外粗隆平齐，旁开 1cm，向上外平行于正中线长 4cm 的直线。

（二）大脑皮层相应部位　枕叶。

（三）主治　小脑性平衡失调。

十二、胃区

（一）定位　以瞳孔直上的发际处为起点，向上作平行于正中线长 2cm 的直线。

（二）大脑皮层相应部位　额叶。

（三）主治　胃痛、呕吐、上肢部不适。

十三、生殖区

（一）定位　以额角处为起点，向上作平行于正中线长 2cm 的直线。

（二）大脑皮层相应部位　颞叶。

（三）主治　功能性子宫出血、盆腔炎、带下、子宫脱垂（可配足运动区）。

十四、胸腔区

（一）定位　在胃区与前后正中线之间，从发际向上下各作2cm长平行于正中线的直线。

（二）大脑皮层相应部位　额叶。

（三）主治　胸痛、胸闷、心悸、哮喘、呃逆。

第三节　标准线的定位与主治

一、额中线

（一）定位　在额部正中发际内，属督脉，自神庭穴，沿经向下针1寸。

（二）主治　癫痫、精神失常、鼻病等。

二、额旁1线

（一）定位　在额中线外侧，直对内嘴角，属足太阳膀胱经，自眉冲之沿经向下针1寸。

（二）主治　冠心病、心绞痛、支气管哮喘、支气管炎、失眠等。

三、额旁2线

（一）定位　在额旁线的外侧，自头临泣穴沿经向下针1寸，属足少阳胆经。

（二）主治　急慢性胃炎、胃、十二指肠溃疡，肝胆疾患等。

四、额旁3线

（一）定位　在额旁二线的外侧，在足少阳胆经与足阳明胃经之间，在本神穴与头维穴二穴之间，向下针1寸。

（二）主治　功能性子宫出血，阳痿、遗精，子宫脱垂、尿频、尿急等。

五、顶中线

（一）定位　在顶部正中线，属督脉，自百会达前顶穴。

（二）主治　腰腿足病证，如瘫痪、麻木、疼痛及皮层性多尿、脱肛、小儿夜尿、高血压、头痛。

六、顶颞前中线

（一）定位　从前顶穴起，止于悬厘穴，横穿足太阳膀胱经、足少阳胆经。

（二）主治　全线分五等份，上 1/5 治下肢瘫痪，中 2/5 治上肢瘫痪，下 2/5 治中枢性面瘫，运动性失语、流涎、脑动脉硬化等。

七、顶颞后斜线

（一）定位　从百会穴至曲鬓穴，斜穿足太阳膀胱经，足少阳胆经。

（二）主治　全线分五等份，上 1/5 治下肢感觉异常，中 2/5 治上肢感觉异常，下 2/5 治头面部感觉异常。

八、顶旁横 1 线

（一）定位　在顶中线外侧，两线相距 1 寸，属足太阳膀胱经，自通天穴起，沿线往后针 2 寸。

（二）主治　腰腿病证，如瘫痪、麻木、疼痛等。

九、顶旁横 2 线

（一）定位　在顶旁一线的外侧，两线相距 1 寸，属足少阳胆经，自正营穴起，沿经线往后刺 2 寸。

（二）主治　肩、臂、手病症，如瘫痪、麻木、疼痛等。

十、颞前线

（一）定位　在颞部两鬓内，从额角下部向耳前鬓发处引一斜线，属足少阳胆经，自颔厌到悬厘穴。

（二）主治　偏头痛、运动性失语、周围性面瘫及口腔疾患。

十一、颞后线

定位　在颞部耳上方，在耳尖直上方，自率谷穴到曲鬓穴，属足少阳胆经。

十二、视上正中线

（一）定位　在枕部，为枕外粗隆上方正中的垂直线，属督脉，自强间穴达脑户穴。

（二）主治　眼疾等。

十三、枕上旁线

（一）定位　在枕上正中线平行往外半寸，属足太阳膀胱经。

（二）主治　皮层性视障碍，白内障，近视眼等。

十四、枕下旁线

（一）定位　在枕部为枕外粗隆下方两侧 1 寸的垂直线，属足太阳膀胱经，自玉枕穴达天柱穴。

（二）主治　小脑疾病引起的平衡障碍，后头痛等。

第三章　面针疗法

面针疗法是从面部望诊理论发展而来的针刺面部穴位达到治愈疾病的方法。《灵枢·邪气脏腑病形》记载"十二经脉，三百六十五络，其血气皆上于面而走空窍。"头面部属于全身的重要部位之一。通过经络气血的转输，使面部与全身的脏腑肢节连为一体，故脏腑肢节的病理变化能在面部的一定区域反映出来，而针刺这些部位则能对有关脏腑肢节产生治疗作用。

第一节　面部穴位分布

一、额、鼻及上唇正中

（一）首面穴　位于额正中部，当眉心至前向发际正中连线上的上、中三分之一交界处。

（二）咽喉穴　当眉心至前发际正中连线的中、下三分之一交界处。即首面点与肺点连线的中点，主治喉痹。

（三）肺（印堂）　位于两眉内端连线的中点，主治肺部疾患。

（四）心（山根）　位于鼻梁骨最低处，正当两眼内眦连线的中点，主治失眠、心悸、健忘等。

（五）肝　位于鼻梁骨最高点下方，即鼻正中线与两颧连线之交叉点，即心点与脾点连线的中点。主治胁肋痛。

（六）脾（素髎）　在鼻尖上方，即鼻端准头上缘正中处。主治脾脏疾患。

（七）子宫、膀胱（人中）　位于人中向上，即人中沟的中点。主治妇科泌尿系疾患。

二、鼻眼口旁

（一）胆　在鼻梁骨外沿偏下方，即肝点的两旁，内眦直下，鼻梁骨下沿处。主治胃脘痛，胆囊炎。

（二）胃　在鼻翼中央偏下方，即脾点的两旁，胆点直下，两线交叉处。主治胃脘痛。

（三）膺乳（睛明）　在目内眦稍上方，鼻梁骨外沿凹陷处。

（四）股里（地仓）　在口角旁 5 分，即上下唇吻合处。

三、颧部

（一）小肠　在颧骨内侧沿面部，即肝点的两旁，目眦直下，鼻梁骨下沿处。

（二）大肠（颧髎）　在颧面部，即目外眦直下方，颧骨下沿处。

（三）肩　在颧部，即目外眦直下方，颧骨下沿处。

（四）臂　在颧骨后上方，即肩点之后方，颧弓上沿处。

（五）手　在颧骨后下方，即臂点之下方，颧弓下沿处。

四、颊部

（一）肾　在颊部，即鼻翼的水平线与太阳穴直下垂线的交叉处。

（二）脐　在夹面，即肾点之下方约七分处。

（三）背　在耳屏前方，即耳屏内侧与下颌关节之间。

（四）股　即耳垂与下颌角连线的上中三分之一交界处。

（五）膝　即耳垂与下颌角连线的中，下三分之一交界处。

（六）膝髌（颊车）　即下颌角上方凹陷处。

（七）脸　下颌角之前方，下颌骨上沿处。

（八）足　在脸点前方，目外眦直下方，下颌骨上沿处。

第二节　选穴方法

（一）以病变脏腑器官选穴　如气管、肺病取肺点；胃病取胃点。

（二）以穴位敏感反应点选穴　体内脏腑器官的病变，在面部相应穴位或区域，都有疼痛、敏感反应。用毫针针柄和探测仪探查出反应点，即是治疗的部位。

（三）以脏腑理论选穴　如失眠、心悸、健忘，依"心藏神"，"心主血脉"，取心点，在针刺麻醉中，如手术切除，依"肺主皮毛"，故取肺点。

第四章 眼针疗法

眼针疗法是针刺眼眶周围穴位治疗全身疾病的一种新的治疗方法，是由彭静山教授创立的。《灵枢·大惑论》记载："五脏六腑之精气，皆上注于目而为精……"《灵枢·邪气脏腑病形》亦云："十二经脉，三百六十五络，其血气皆上注于面而走空窍，其精阳气上走于目而为精。"从经络学说来讲，十二经脉中，有心、小肠、肝、胆、膀胱、三焦、奇经八脉中的任脉、阴跷、阳跷各经，都联属于目。故针刺眼的经区，可以治疗疾病。

第一节 眼球经区划分方法

两眼向前平视，经瞳孔中心作一水平线并延伸过内眦，再经瞳孔中心做该水平线之垂直线，并延伸过上、下眶。于是将眼区分成4个象限，再将每个象限划分成2个相等区（即4个象限，共8个相等区），此8个相等区就是8个经区。左眼属阳，阳生于阴，8区排列顺序是顺时针的。右眼属阴生于阳，8区排列顺序是逆时针的。左右各经区所代表的脏腑相同。

经穴分布区域与脏腑 一区肺与大肠，二区肾与膀胱，三区上焦，四区肝和胆，五区中焦，六区心和小肠，七区脾和胃，八区下焦。

八区计13穴，1、2、4、6、7这五个区，每区一脏一腑，即肺、大肠、肾、膀胱、肝、胆、心、小肠、脾、胃脏腑各占1/2。3、5、8区分别为上焦、中焦、下焦。眼针的穴位在眼眶外一周，距眼球一横指以上，上眶在眉毛下际，下眶离眼眶边沿2分许，叫"眼周眶穴"，总共有8区13穴，其穴名与8区十三穴相应，把全身的360个经穴全部概括起来。

第二节　取穴原则

（一）循经取穴法　看眼眶各经区，取与症状相符合的有血管形态色泽变化的部位取之。

（二）看眼取穴法　不管是什么病，只在眼球区血管变化最明显的经区取之。

（三）三焦取穴法　又叫病位取穴，如头部、上肢、胸腔疾病取上焦穴，上腹部、胸、背部及其脏器的疾病取中焦穴，腰骶部、小腹部、生殖泌尿系统和下肢疾病取下焦穴。

第三节　针刺方法

（一）取穴方法

1. 先用点眼棒或三棱针柄找穴，在眼周眶区穴的范围内均匀用力轻轻按压，出现酸、麻、胀、重、微痛发、热、发凉或舒服等感觉均为穴位的反应，此时可以稍加压，使皮肤出现一个小坑，作为针刺点的标志。也有人并无任何感觉，按压后则在皮肤上出现小坑处针刺之。

2. 按选好的经区针刺，以瞳孔为中心找准经区界线，在经区界限沿皮直刺或横刺。

3. 用经络测定仪以探索棒按压时，仪表上指针读数最高时即是。

（二）针刺方法

让患者自然闭眼，先以左手拇、食指压住眼球，并绷紧皮肤，右手持 32 号 0.5 寸毫针，轻轻沿皮下刺入，多取平刺及斜刺，也可直刺。但不可超越所刺的经区，亦不需用手法，如针刺后没有得气，可将针稍稍提出，重新调整方向刺入，按其顺序进针为补，逆行进针为泻。

（三）注意事项

①针刺以保护眼球不被刺伤为原则。②针刺穴位时不可超越所刺的经区。③针刺时一般不用手法。

第四节 临床应用

（一）中风 取上焦区、下焦区（眼诊时双上下焦区可见血管粗而色素明显变化）。

（二）眩晕 取上焦区、肝区。

（三）胸痹 取上焦区、心区。

（四）头痛 取上焦区。

（五）胃脘痛 取中焦区、胃区、脾区。

（六）漏肩风 取上焦区。

（七）腰眼痛 取中焦区、下焦区、肾区。

（八）遗精 取下焦区、肾区、心区。

（九）痛经 取下焦区、肝区。

（十）胁痛 取肝区、胆区。

（十一）遗尿 取下焦区、心区、肾区。

第五节 取穴原则

（一）循经取穴 看眼眶各经区，取与症状相符合的有血管形态色泽变化的部位。

（二）看眼取穴 不论何病，要取眼球血管变化最明显的经区。

（三）三焦取穴（部位取穴） 如头部、上肢、胸腔及心肺呼吸系统疾病取上焦穴；上腹部、胸背部及肝、胃消化系统疾病取中焦穴；腰骶部、小腹部、下肢部及肾、膀胱生殖泌尿系统疾病取下焦穴。

第五章　耳针疗法

耳针疗法是以毫针、皮内针、艾灸、激光针照射等方法，通过针刺耳郭上的有关穴位达到治疗疾病的一种方法。《灵枢·邪气藏府病形》记载"十二经脉三百六十五络，其气血肾上于面而走空窍，其精阳之气，上走于目而为精，其别气走于耳而为听"。《灵枢·经脉》具体记载了十二经脉的分布：足太阳的分支到耳上角；足阳明在上耳前；足少阳下耳后，分支到耳中，出耳前；手太阳入耳中，手太阳的别络入耳中；手少阳联系耳后，出耳上角，分支入耳中。手足三阳经都与耳部有联系，阴经则通过别支（经别）合于阳经而与耳部相通。如手厥阴的别支出耳后，合于手阳明等。《素问·缪刺论》还有"手足少阴太阴足阳明之络，此五络皆会于耳中"。充分阐明了耳与全身经络的密切联系。50年代提出的形如胚胎倒影的耳穴图，促进了耳穴的发展。到目前为止，我国在耳郭诊疗技术，不论临床研究，还是科学实验研究均处于世界领先地位。

第一节　耳郭的血管与神经

（一）耳郭的血管分布　耳郭的前面由颞浅动脉分出的上、中、下三支供应，有时枕动脉也供应耳郭背面下 1/3 部分。颞浅、耳后、枕动脉之间有较大的吻合支连接，前后互相穿通，在耳朵上构成了一张血液供应网。

（二）耳郭的神经分布　有躯体神经的耳大神经、枕小神经、枕大神经，有脑神经的三叉神经、面神经、舌咽神经和迷走神经、副神经，还有交感神经的纤维参加。各类神经分支相互重叠、吻合，交织成网状的神经丛，使耳郭与躯体部位、中枢神经有密切联系。

第二节　耳穴的定位功能主治

我国历代医家文献曾散在地记载过一些耳穴名称，定位及其功能、主治，近年来国内外又陆续地报道过若干新的耳穴，1987 年 6 月世界卫生组织亚太区在南朝鲜召开的针灸各穴名标准化工作会议，讨论了耳穴的标准化方案。

一、耳轮脚及耳轮部

（一）耳中（膈）　定位：耳轮脚。功能与主治：降逆和胃，祛风利膈。主治呃逆、黄疸及皮肤病。

（二）直肠下段　定位：耳轮起点，近屏上切迹处。功能与主治：便秘、脱肛、内外痔、里急后重。

（三）尿道　定位：与对耳轮下脚沿相平的耳轮处。功能与主治：遗尿、尿频、尿急、尿痛、尿潴留。

（四）外生殖器　定位：与对耳轮下脚上沿相平的耳轮处。功能与主治：外生殖器炎症及会阴部皮肤病、阳痿。

（五）耳前（痔核点）　定位：耳尖穴与上耳根穴之间。功能与主治：内外痔。

（六）耳尖　定位：将耳郭向耳屏对折时，耳轮上方的尖端处。功能与主治：清热息风、解痉镇痛、平肝明目，主治发热、高血压、外眼炎病、诸痛症。

（七）肝阳　定位：耳轮结节处。功能与主治：肝气郁结、肝阳上元。

（八）轮 1 至轮 6 定位：自耳轮结节下沿至耳垂正中下沿划为五等份共 6 点，自上而下依次为轮 1、2、3、4、5、6。功能与主治：清热止痛、平肝息风，主治发热、扁桃体炎、高血压。

二、耳舟部

（一）指　定位：耳舟的顶端。功能与主治：相应部位疼痛及功能保障。

（二）结节内（荨麻疹点过敏区）　定位：指、腕两穴之中点。功能与主治：祛风止痒，主治荨麻疹，皮肤瘙痒证、哮喘。

（三）腕　定位：腕。功能与主治：相应部位疼痛及功能障碍。

（四）肘　定位：指、锁骨两穴之中点。功能与主治：相应部位疼痛及功能障碍。

（五）肩　定位：肘、锁骨两穴之中点。功能与主治：相应部位疼痛及功能障碍。

（六）锁骨　定位：与轮屏切迹同水平的耳舟部。功能与主治：相应部位疼痛、肩周炎、无脉症。

三、对耳轮上脚部

（一）趾　定位：对耳轮上脚的外上角。功能与主治：相应部位疼痛及功能障碍。

（二）跟　定位：对耳轮上角的内上角。功能与主治：足跟痛。

（三）踝　定位：跟、膝两穴之中点。功能与主治：踝关节扭伤等相应部位疼痛及功能障碍。

（四）膝　定位：对耳轮上脚的中部。功能与主治：相应部位的疼痛及功能障碍（如膝关节扭伤、关节炎等）。

（五）髋　定位：对耳轮上角的下1/3处。功能与主治：相应部位的疼痛。

四、对耳轮下脚部

（一）臀　定位：对耳轮下脚外1/3处。功能与主治：相应部位的疼痛。

（二）坐骨　定位：对耳轮下脚内2/3处。功能与主治：解痉镇痛、滋阴扶阳。主治内脏疼痛、心悸、自汗、盗汗及植物神经功能紊乱。

五、对耳轮部

（一）颈椎　定位：自轮屏切迹至对耳轮上、下脚分叉处分为三等份，下脚分叉处分为三等份，下 1/3 为颈椎，中 1/3 为胸椎，上 1/3 为腰骶椎。功能与主治：强脊益髓，主治相应部位的疼痛。

（二）胸、腹　定位：同上。功能与主治：强脊益髓，主治相应部位的疼痛。

六、三角窝部

（一）神门　定位：对耳轮上，下脚分叉处，三角窝的外 1/3 处。功能与主治：镇静、安神、止痛、清热。

（二）三角凹陷（天癸，子宫，精宫）定位：三角窝内，近耳轮中点凹陷处。功能与主治：扶阳益精、调经和血，主治妇产科病证、阳痿、前列腺炎等。

（三）角上降压点　定位：三角窝外上角。功能与主治：平肝息风，主治高血压。

七、耳屏部

（一）屏上　定位：屏上切迹近耳轮部。功能与主治：滋肾水、潜肝阳。主治耳疾、眩晕。

（二）鼻　定位：耳屏外侧面的中央。功能与主治：疏通鼻部经络，主治鼻部、鼻塞等鼻部疾病。

（三）上屏尖（屏尖）　定位：耳屏上部隆起的尖端。功能与主治：清热、止痛。

（四）下屏尖（肾上腺）　定位：耳屏下部隆起的尖端。功能与主治：清热止痛，解痉祛风。

（五）咽喉　定位：耳屏内侧面的上 1/2 处。功能与主治：清咽利喉。主治急、慢性咽炎、扁桃体炎。

（六）内鼻　定位：耳屏内侧面的下 1/2 处。功能与主治：疏利鼻窍，主治过敏性鼻炎等鼻部病证。

八、对耳屏部

（一）对屏尖（平喘、腮腺）　定位：对耳屏的尖端，功能与主治：利肺定喘、清热解毒、祛风邪、主治哮喘、气管炎、腮腺炎、皮肤瘙痒。

（二）缘中（脑点）　定位：对屏尖与轮屏切迹间的中点。与功能主治：益脑安神、主治智能发育不全，遗尿等。

（三）枕定位：对耳屏外侧面的后上方。功能与主治：镇静止痛、安神熄风，主治头昏头痛、失眠等。

（四）颞（太阳）　定位：枕、额两穴之中点。功能与主治：镇静与止痛，主治少阳头痛。

（五）额　定位：对耳屏外侧面的前下方。功能与主治：镇静止痛，主治阳明头痛。

（六）脑（皮质下）　定位：对耳屏内侧面。功能与主治：补髓益脑，止痛安神，主治智能发育不全，失眠多梦、肾虚耳鸣等。

九、耳轮脚周围

（一）口　定位：外耳道口上沿和后沿。功能与主治：清心火、除风邪，主治面瘫、口腔炎等。

（二）食道　定位：耳轮脚下方的内 2/3 处。功能与主治：利膈和胃。主治吞咽困难，食道炎等。

（三）（贲门）　定位：耳轮脚下的外 1/3 处。功能与主治：利膈降逆，主治贲门痉挛，神经性呕吐等。

（四）胃　定位：耳轮角消失处。功能与主治：和胃益脾，补中安神。主治胃炎、胃溃疡等胃部病证及失眠。

（五）十二指肠　定位：耳轮脚上方外 1/3 处。功能与主治：温中和胃，主治十二指肠溃疡，幽门痉挛等。

（六）小肠　定位：耳轮脚上方中 1/3 处。功能与主治：补脾和中，益心生血，主治消化不良、心悸等。

（七）阑尾　定位：大、小肠两穴之间。功能与主治：清利下焦湿热，主治阑尾炎、腹泻等。

（八）大肠　定位：耳轮脚上方内 1/3 处。功能与主治：清下焦、利肺气。主治腹泻、便秘。

十、耳甲艇部

（一）肝　定位：胃和十二指肠穴的后方。功能与主治：清肝明目、舒筋活血。主治肝郁气滞、眼疾及小腹部病变。

（二）胰胆　定位：肝、肾两穴之间。功能与主治：利胆健胃、疏肝除风。主治胆道病变、胰腺炎、偏头痛等。

（三）胃　定位：对耳轮下脚的下沿。小肠之直上方。功能与主治：补肾聪耳，强骨填髓，主治肾炎、腰痛、耳鸣重听、遗精、阳痿等。

（四）输尿管　定位：肾与膀胱穴之间。功能与主治：输尿管结石绞痛。

（五）膀胱　定位：对耳轮下脚的下沿，大肠穴的直上方。功能与主治：利下焦、补下元。主治腰痛、坐骨神经痛、膀胱炎、遗尿、尿潴留等。

（六）艇角　定位：耳甲艇的内上角。功能与主治：清下焦、利前阴。主治前列腺炎。

（七）艇中　定位：耳甲艇中央。功能与主治：理中和脾，主治低热、腹胀、胆道蛔虫症，听力减退，腮腺炎等。

十一、耳

（一）心　定位：耳甲腔中心凹陷处。功能与主治：宁心安神，调和营血，止痛止痒。主治失眠、心悸、癔症、盗汗、心绞痛等。

（二）肺　定位：心穴的周围。功能与主治：推动气血运行，通利小便，补虚清热，利皮毛。主治咳喘、皮肤病，声嘶、又为针麻之常用。

十二、甲腔部

（一）气管　定位：在脑区内，位于心、口两穴之间。功能与主治：止咳祛痰。主治咳喘。

（二）脾　定位：肝穴下方，耳甲腔的外上方。功能与主治：化五谷、生营血、营养肌肉，健脾补气。主治腹胀、慢性腹痛、消化不良、口腔炎、功能性子宫出血等。

（三）三焦　定位：屏间穴的上方。功能与主治：通利水道，清热止痛，主治便秘、浮肿、腹胀、手臂外侧疼痛等。

（四）屏间（内分泌）　定位：耳甲腔底部，屏间切迹内。功能与主治：疏肝理气，通经活血，祛风邪，补正元。主治皮肤病、阳痿、月经不调，更年期综合征等内分泌功能紊乱症。

十三、耳垂部

（一）切迹前（目）　定位：屏间切迹外前下方。功能与主主治：清肝明目。主治青光眼、假性近视等眼病。

（二）切迹下（升压点）　定位：屏间切迹下方。功能与主治：补气举阳，主治低血压。

（三）切迹后　定位：屏间切迹下方。功能与主治：清肝火明目，主治青光眼，假性近视等眼疾。

（四）面颊区　定位：耳垂部眼穴的后上方。功能与主治：疏通面部经络。主治面瘫等面部疾病。

（五）舌　定位：在2区。功能与主治：清心火，主治舌炎等。

（六）颌　定位在3区。功能与主治：牙痛，下颌关节炎等。

（七）垂回（神经衰弱点）　定位：在4区。功能与主治：交济水火、宁心安神，主治牙痛、神经衰弱。

（八）眼　定位：在5区。功能与主治：明目。主治急性结膜炎，电光性眼炎，近视眼等眼疾。

（九）内耳　定位：在6区。功能与主治：除眩聪耳，主治耳鸣，听力减退，耳蜗性眩晕等。

（十）扁桃体　定位：在8区。功能与主治：清利咽喉，主治急性扁桃体炎等。

十四、耳背部

（一）上耳根（郁中、脊髓）　定位：在耳根的最上沿。

功能与主治：止痛定喘，主治头痛、腹痛、哮喘。

（二）下耳根　定位：耳垂与面颊相交的下沿。功能与主治：止痛定喘，主治头痛、腹痛、哮喘。

（三）下角沟（降压沟）　定位：在对耳轮上、下脚的耳郭背面呈"Y"形的凹沟中。功能与主治：降血压。

（四）耳迷根　定位：耳背。乳背、乳突交界的根部，与耳轮脚同水平。功能与主治：通窍止痛，安脏腑，主治头痛、鼻塞、胆道蛔虫症等。

（五）心　定位：耳背上部。功能与主治：清泻心火、宁心安神、止痛止痒，主治疖肿、失眠、多梦、高血压、头痛。

（六）脾　定位：耳背中部。功能与主治：健脾和胃，生营血、养肌肉，主治腹胀、腹泻、消化不良等。

（七）肝　定位：耳背脾区外侧。功能与主治：舒肝和胃，利筋和血，主治胸胁胀满，急性阑尾炎、腰酸背痛等。

（八）肺　定位：耳背脾区内侧。功能与主治：补肺定喘，清热、利皮毛。主治哮喘，发热，消化系统疾病等。

（九）肾　定位：耳背下部。功能与主治：滋肾水、聪耳、强骨、填髓。主治头痛、失眠、眩晕、月经不调。

第三节　耳针的临床应用

一、选穴的原则

（一）根据病变部位选穴　以病变的部位在耳郭上选取相应的穴位。如骨痛选骨穴，肩痛选肩穴等。

（二）根据中医理论取穴　以脏腑学说为依据，选取有关穴位。如皮肤疾患选肺穴，是根据肺主皮毛的理论。心律不齐选小肠穴，因为心与小肠相表里。偏头痛选胆穴，因为胆经循行于侧头部。目赤肿痛选肝穴，因为肝开窍于目。骨折患者可按"肾主骨"选用肾穴。

（三）根据现代医学生理、病理知识选穴　如神经衰弱选脑；内脏疼痛可选交感；月经不调选内分泌点；溃疡病选交感。

（四）按临床经验取穴　如胃穴用于消化系统疾病，又用于神经系统疾病；耳中穴用于膈肌痉挛，又用于血液病和皮肤病。止痛、镇静、安神取神门穴；消炎、退热、解痉取耳尖放血。

二、耳穴的探查方法

当机体发生病变时，耳郭上必会出现反应点，这就要求结合探查来确定耳穴的位置以提高疗效。

（一）压痛点探查法　采用弹簧探针或毫针柄，以均匀的压力，在耳郭的相应部位，由中央向周围、自上而下、自外而内的探压，最痛的敏感点为准。

（二）肉眼观察法　主要观察耳郭上变形、变色，如鳞屑、水疱、丘疹、硬结、软骨增生、色素沉着，以及血管的形状、颜色变异等。

（三）电测定法　主要采用"良导点测定仪"来测定耳穴的电阻，电阻低的耳穴可通过指示灯、音响、仪表反映出来即为此穴。

三、耳穴的刺激方法

（一）毫针法　一般采用0.5寸、1寸的28号30号毫针，在耳穴敏感点上经过消毒然后快速刺入耳穴。大多数耳穴垂直进针，以刺入软骨为度。起针时以消毒干棉球压迫针眼以防出血，再以碘酒涂擦消毒，以防感染。

（二）电针法　即将传统的毫针法与脉冲电流刺激相结合的一种疗法。通电时间以10~20分钟为宜。常用于神经系统、哮喘、内脏痉挛。

（三）水针法　即将微量药液注入耳穴，即"耳穴封闭法"。

（四）梅花针法　先用手按摩双耳数分钟，使之呈充血状态，左手托住耳郭，右手持消毒的梅花针在选定的穴位上作雀啄式快速叩刺。1~2分钟/1次。

（五）埋针法　即将皮内针埋入耳穴内达到治疗疾病的方法。

（六）耳灸法　以温热刺激耳郭治疗疾病的一种方法。如：绒香灸、灯草灸、火柴灸、艾温灸等。

（七）放血法　局部常规消毒。先按摩局部耳郭，使其充血，用三棱针对准穴位迅速刺入约2毫米深，放5~10滴血。

（八）光针法　即采用小功率的气体激光器刺激耳穴达到治疗疾病的方法。

注意事项：严重心脏病人不宜采用强刺激；严重器质性病变反伴严重贫血者不宜采用；外耳湿疹、溃疡、冻疮破溃等不宜采用。

第六章　鼻针疗法

鼻针疗法是刺激鼻部范围内的特定穴位达到治疗疾病的目的的一种方法。鼻居面部正中，为一身之血运。"鼻孔为肺之窍，其气上通于脑下行于肺"。《疮疡全书》"五气入鼻，藏于心肺"。鼻是面部的重要器官之一，凡是与面部相关的经络都与鼻有密切关系。鼻为肺窍，司呼吸，吸气入于胸中而成宗气，宗气通于脑而又出于鼻，而能辨别香臭；宗气藏于胸中，主血脉运行，因此鼻与心肺、脑炎系尤为密切。肺主气，心主血，所以全身气血与鼻之功能分不开。近人参考古代文献，通过临床实践，创用鼻针疗法。

第一节　鼻针的穴位分布

一、第一线（前额与人中上端）

（一）头（脑）面穴　位于额上中，眉心至前发际中点连线的上 1/2 处。

（二）咽喉穴　位于头面点和肺点之间，当眉心和前发际中点连线的下 1/3 处。

（三）肺穴　位于两眉之间。

（四）心穴　位于两内眼角之间。

（五）肝穴　位于鼻梁骨最高处，当两颧相平之鼻正中线上。

（六）脾穴　位于鼻准头上沿正中线上。

（七）肾穴　位于鼻尖端。

（八）前阴（外生殖器）　位于鼻中隔下端尽处人中穴之上。

（九）睾丸、卵巢　位于鼻尖肾点的两侧。

二、第二线（内眼角下紧靠鼻梁骨两侧至鼻翼下端尽处）

（一）胆穴　位于肝点之外侧，内眼角直下处。

（二）胃穴　位于脾点之外侧，胆点直下处。

（三）小肠穴　位于鼻翼上 1/3，胃点直下处。

（四）大肠穴　位于鼻翼正中，小肠点直下处。

（五）膀胱穴　位于鼻翼壁尽处，大肠点直下。

三、第三线（自眉内侧，沿第二线外方至鼻翼尽外侧）

（一）耳穴　位于眉内侧端。

（二）胸穴　位于眉棱骨下，目窠之上。

（三）孔穴　位于睛明穴上方。

（四）项背穴　位于睛明穴下方。

（五）腰脊　位于胆点之处，项背穴外下方。

（六）上肢穴　位于胃点之外，腰脊点外下方。

（七）胯股穴　位于鼻翼上部相平处外侧，上肢穴外下方。

（八）膝胫穴　位于鼻翼正中外侧，胯股点下。

（九）足趾穴　位于鼻翼下部平处外侧，膝胫点下方。

第二节　选穴的原则

（一）根据脏腑器官的病变选用相应的穴位　如心脏病与心点等。

（二）根据穴位的敏感点选穴　在病变脏器的相应区域附近进行探查，遇有压痛处就是敏感反应点。

（三）根据脏象学说选穴，选用病变脏器有生理、病理关系的定位，往往可以强化疗效。

第三节　鼻针的临床应用

（一）支气管炎　取肺穴、咽喉穴、胸穴。

（二）急慢性胃炎　取胃穴、肝穴、消化三角穴、脾穴。胃穴可向脾穴透刺，肝穴可向胆穴透刺。

（三）头痛　取心穴、首面穴。由额正中处向眉心透刺。

（四）神经衰弱　取心穴、肾穴、首面穴。

（五）高血压　取高血压上点、下点及心穴、肝穴。

（六）眩晕　取肝穴、胆穴、高血压下点、心穴。肝穴可向胆穴透刺。

（七）腰痛　取腰脊穴、肾穴、膀胱穴、腰脊穴可向肝区透刺。

（八）阑尾炎　取阑尾穴、小肠穴、大肠穴。小肠穴可向大肠穴透刺。

（九）痛经　取卵巢穴、前阴、生殖器穴、肝穴、肾穴。刺前阴、生殖器穴透鼻尖，两侧卵巢透刺。

（十）产后缺乳　取乳穴、肝穴、卵巢穴、胃穴。肝穴可向脾穴、肾穴透刺。

（十一）阳痿　取前阴、生殖器穴，睾丸穴、心穴、肾穴。心穴可向肝穴、脾穴、肾穴透刺。

（十二）遗尿　取心穴、肾穴、前阴、生殖器穴。

第四节　注意事项

（一）鼻针刺激强，应先与患者交代清楚，有所心理准备。

（二）一般采用卧位，以防晕针。

（三）严格消毒，避开瘢痕，以免引起疼痛或出血。

（四）选针不宜太长、针刺不宜太深，一般以不刺及软骨为标准。

第七章 舌针疗法

舌针疗法是以针刺舌体上的一些特定穴位达到治疗全身疾病的一种方法。舌与脏腑之间有着密切关系，早在《灵枢·脉篇》记载"心气通于舌，心和则舌能知五味矣"。因为脏腑经脉气血上通于舌，脏腑经脉的病变亦可以舌反映出来，通过针刺舌上的穴位，可以治疗全身疾病。近代在历代医家的舌针经验的基础上，又创新了一些舌针新穴，扩大了舌针治疗疾病的范围。

第一节 穴位的定位与主治

一、基础舌穴组

（一）心穴 位于舌尖部。主治心经相应疾患。

（二）肺穴 位于心穴两旁0.3寸。主治肺经相应疾患。

（三）胃穴 位于舌面中央、心穴后1寸。主治胃经相应疾病。

（四）脾穴 位于胃穴旁开0.4寸。主治脾经相应疾患。

（五）胆穴 位于胃穴旁开0.8寸。主治胆经相应疾患。

（六）肝穴 位于胆穴后0.5寸。主治肝经相应疾患。

（七）小肠俞 位于胃穴后0.3寸。主治小肠经相应疾患。

（八）膀胱穴 位于小肠后0.3寸。主治膀胱经相应疾患。

（九）肾俞 位于膀胱穴旁正0.4寸。主治肾经相应疾患。

（十）大肠俞 位于膀胱穴后0.2寸。主治大肠经相应疾患。

（十一）阴穴 位于大肠穴0.2寸，舌根部。主治前后阴疾患。

（十二）聚泉　位于舌面中央，胃穴前 0.4 寸。主治消渴、舌强等。

（十三）上肢穴　位于肺穴与胆穴之间，舌边沿。主治上肢疾患。

（十四）下肢穴　位于阴穴旁开 1 寸，近舌边沿。主治瘫痪。

（十五）三焦穴　从聚泉穴引一横线，舌尖部分统称上焦穴。通过小肠穴引第二横线，一、二横线之间为中焦穴。通过大肠穴引第三条横线，小肠穴与大肠穴横线之间为下焦穴。三穴分别主治上、中、下焦相应疾患。

（十六）额穴　将舌向上卷起，舌尖抵上门齿舌尖正下 0.3 寸。主治头痛、眩晕。

（十七）目穴　位于额穴斜下 0.3 寸。主治目赤肿痛。

（十八）鼻穴　位于舌边沿与舌下静脉之间，目穴下 0.2 寸。主治鼻塞鼻渊。

（十九）耳穴　位于鼻穴斜下 0.2 寸。主治耳鸣、耳聋。

（二十）咽喉穴　位于耳穴正下 0.2 寸。主治咽喉肿痛。

（二十一）海泉　将舌卷起，位于舌下中央系带上。主治呃逆、消渴。

（二十二）金津玉液　舌尖向上反卷，上下门齿夹住舌，使舌固定，舌下系带两侧静脉上，左名金津、右名玉液。主治口疮、舌炎、喉痹、呕吐、漏经。

（二十三）舌柱　舌上举，在舌下之筋如柱上。主治重舌、舌肿。

（二十四）中矩　舌上举，位于舌底与齿龈交界处，主治舌燥、中风舌强不语。

二、舌针新穴

（一）神根穴　舌底舌下系带根部凹陷中。主治高血压、脑血栓。

（二）佐泉穴　舌底舌下系带两侧内阜近舌下腺导管开口

处。主治中区。

（三）液旁穴　在左右舌下静脉内侧距舌根部 1/3 处。主治高血压，脑血管病后遗症。

（四）支脉穴　在左右舌下静脉外侧距舌根部分处。主治高血压、脑血管病后遗症。

第二节　临床应用

（一）中风后遗症　取神根穴、佐泉穴、液旁穴、支脉穴。

（二）高血压　取神根穴、液旁穴、支脉穴、心穴。

（三）心血管病　取心穴、上焦穴。

（四）肩周炎　健侧上肢穴、脾穴，配患侧曲池、合谷。

（五）口舌糜烂　取心穴、脾穴、金津玉液。

（六）重舌、舌肿　取舌柱、聚泉。

（七）舌强不语　取中矩，配廉泉。

（八）舌麻、舌体歪斜　取心穴、脾穴、神根穴、佐泉穴。

第三节　操作方法与注意事项

（一）操作方法

1. 针刺前，一般给予病人 30% 过氧化氢或 1/5000 高锰酸钾液漱口，以清洁口腔。

2. 针舌面穴位时，病人自然伸舌于口外；针舌底穴位时，患者将舌卷起，舌尖抵住上门齿，将舌固定；舌尖向上反卷，用上下门齿夹住舌，使舌固定；亦可由术者左手执纱布敷料，固定舌体于口外，进行针刺。

3. 采用快速进针，针刺 1 寸左右，手法采用捻转与提插相结合的方法，留针 5 分钟。

4. 舌穴放血法一般采用 26 号 1.5 寸长毫针，在选用穴位上，快速浅刺放血。

（二）注意事项

1. 严格消毒，避免感染。

2. 体弱、急重病人禁忌，防止晕针。

3. 注意掌握针刺深度与手法。

4. 舌穴放血时，须严格掌握"针不宜过粗，刺不宜过深血不宜过多"。

5. 有自发性出血或凝血机制较差的病人不宜针刺。

第八章 脊背针疗法

脊背针疗法是古代九针中的大针发展而来的，亦称为赤医针疗法。它是用特别的粗针在脊背正中线及其他部位上沿皮下针刺治疗疾病的方法。

第一节 常用穴位与操作方法

此种方法主要用于针刺背部正中线督脉经上。应用穴位基本上与体针穴位相仿，因其名称不同，操作方法也有一定特点，进针后可按病情需要采用留针、电针或水针等方法。

一、主 穴

胸6穴 定位：第6胸椎棘突上沿。操作方法：端坐位，两臂交叉于胸前，头部尽量前倾，两肩下垂，使背部皮肤紧张。医者对准穴位，右手持针，针尖向下，与皮肤呈30°~40°角，快速刺入皮肤，顺脊柱向下沿皮下刺入1.5~2寸。

二、辅助穴

（一）颈7穴 位于第7颈椎棘突上沿。

（二）胸2穴 位于第2胸椎棘突上沿，

（三）胸3穴 位于第3胸椎棘突上沿。

（四）胸5穴 位于第5胸椎棘突上沿。

（五）胸8穴 位于第8胸椎棘突上沿。

（六）胸12穴 位于第12胸椎棘突上沿。

（七）腰1穴 位于第1腰椎棘突上沿。

（八）腰4穴 位于第4腰椎棘突上沿。

（九）骶3穴 位于第3骶椎棘突上沿。

（十）屏尖穴 位于耳屏的两个突尖上（用0.5寸毫针分别刺入，深达软骨）。

（十一）后合谷穴 位于第1、2掌骨间基底部（用3寸毫针直刺进针 1~1.5 寸，得气后退至皮下，沿第 2 掌骨向指掌关节透刺）。

（十二）踝边穴　位于外踝下沿（侧卧位，屈患肢，踝关节内翻，直刺向上内进针 1-1.5 寸，使感应向上下传导）。

（十三）新环跳穴　位于尾骨尖端旁正 3 寸（直刺 3-4 寸）。

（十四）肩三针　即体针中的肩髃、肩髎、肩贞穴（直刺 2-3 寸）。

三、胸 6 主穴的临床应用

（一）外科性疾病　主治：疔疮、丹毒、疖痈、腮腺炎、荨麻疹、淋巴管炎、急性皮肤感染、急性乳腺炎、神经性皮炎、下肢慢性溃疡、皮肤瘙痒。配穴：胸 5 穴。

（二）皮肤疾病　主治：牛皮癣、湿疹、其他皮肤病。配穴：胸 2 穴、胸 5 穴

（三）神经系统疾病　主治：神经性头痛、神经官能症，三叉神经痛、精神分裂症、高血压，配穴：胸 5、8、后合谷。

（四）咽喉部疾病　主治：急性扁桃腺炎、咽炎、淋巴结核。配穴：颈 7、胸 5。

（五）运动系统疾病　主治：腰腿痛、坐骨神经痛、急性风湿痛。配穴：胸 5 穴，腰 1 穴，新环跳穴。

（六）呼吸系统疾病　主治：支气管炎、哮喘。配穴：胸 3 穴、胸 5 穴。

（七）消化系统疾病　主治：胃炎、胃痉挛。配穴：胸 12 穴。

（八）循环系统疾病　主治：风湿性心脏病。配穴：胸 3 穴。

（九）传染病及消化道疾病　主治：肝炎、胰腺炎、胆道蛔虫症。配穴：胸 8 穴、胸 12 穴。

（十）内科杂病　主治：指端动脉痉挛证，血栓闭塞性脉管炎、末梢神经炎、多发性神经炎。配穴：胸 5 穴、腰 1 穴、

腰4穴。

（十一）内分泌系统疾病　主治：糖尿病、尿崩证、遗尿、遗精、阳痿、闭经、前列腺炎。配穴：腰1穴、腰4穴。

（十二）免疫系统疾病　主治：肾炎、皮肤黏膜综合征、外阴白斑。配穴：胸5穴、腰1穴。

（十三）内科杂症　主治：无脉证。配穴：胸5穴。

（十四）眼科疾病　主治：角膜炎、外伤性白内障、眼底动脉硬化、斜视。配穴：胸5穴、胸8穴，屏尖穴。

（十五）内科疑难杂症　主治：偏瘫、截瘫、小儿麻痹后遗症。配穴：胸5穴、腰4穴、骶3穴、上肢瘫（后合谷：肩三针），下肢瘫（踝边，新环跳）。

第二节　脊背针疗法的作用机理

脊背针疗法主要针刺督脉经。督脉起于脑中，循脊柱，上项入脑，是经脉之海。其络脉分别左右手足太阳经，通过背俞穴的转输，与五脏六腑相联系。脊背针以督脉经上的穴位为主要刺激点，激发了督脉的经气，振奋三阳，加强卫外调节功能，达到治疗疾病的目的。现代研究实践证明，有消炎、止痛、抗过敏和调节神经系统及内分泌的作用。

第九章　手针疗法

　　手针疗法是以针刺手部特定穴位以防治疾病的方法。人体四肢是人体阴阳经脉之气血会合联络之处，人体脏腑组织各部位通过十二经脉气的散布，在手部有其相应的反应点，正如《灵枢·动输》中记载"夫四末阴阳气会者，此气之大络也。"

第一节　手穴的定位与主治

一、手心部

　　（一）胸痛点　定位：拇指指关节桡侧赤白肉际。主治：胸痛、吐泻。

　　（二）小肠点　定位：掌面食指第一指关节横纹中点。主治：小肠病。

　　（三）大肠点　定位：掌面食指第二指关节横纹中点。主治：大肠病。

　　（四）咳喘点　定位：掌面食指掌指关节尺侧。主治：支气管炎、哮喘、神经性头痛。

　　（五）脾点　定位：掌面拇指指关节横纹中点。主治：脾胃病，浮肿。

　　（六）胃肠痛点　定位：劳宫与大陵连线的中点。主治：慢性胃炎，溃疡病消化不良，胆道蛔虫症。

　　（七）足跟痛点　定位：胃肠点与大陵连线的中点。主治：足跟病。

　　（八）心穴　定位：掌面中指第二指关节横纹中点。主治：心脏疾病。

　　（九）三焦穴　定位：掌面中指第一指关节横纹中点。主治：三焦病症。

　　（十）肺穴　定位：掌面无名指第二指关节横纹中点。主治：呼吸系统疾病。

　　（十一）肝穴　定位：掌面无名指第一指关节横纹中点。

主治：肝胆病。

（十二）肾穴（夜尿点）　定位：掌面小指节第二指关节横纹中点。主治：夜尿频。

（十三）命门　定位：掌面小指节第二指关节横纹中点。主治：生殖系统疾病。

（十四）牙痛点（咽喉）　定位：第三、四掌指关节间。主治：急性扁桃腺炎、咽喉炎、三叉神经痛、牙痛。

（十四）哮喘新点　定位：第四、五掌指关节间。主治：哮喘。

二、手背部

（一）落枕穴　定位：第二、三掌指关节上1寸。主治：落枕，颈椎痛。

（二）眼穴　定位：拇指指关节尺侧赤白肉际。主治：眼病。

（三）前头穴　定位：食指第一指关节桡侧赤白肉际。主治：胃肠病、阑尾炎、膝踝趾关节痛、前头痛。

（四）头顶穴　定位：第二三掌指关节间近第二掌指关节。主治：落枕、颈项扭伤。

（五）头顶　定位：中指第一指关节桡侧赤白肉际。主治：神经性头痛、头顶痛。

（六）偏头穴　定位：第一指关节桡侧赤白肉际。主治：偏头痛、胸肋痛（肝胆脾肋间神经痛）

（七）会阴穴　定位：小指第一指关节桡侧赤白肉际。主治：会阴部痛。

（八）后头穴　定位：小指第一指关节尺侧赤白肉际。主治：后头痛、扁桃体炎、呃逆、臂痛、颊痛。

（九）踝穴　定位：拇指掌指关节桡尺侧赤白肉际。主治：踝关节痛。

（十）坐骨神经痛　定位：第四五掌指关节间近第四掌指关节处。主治：坐骨神经痛。

（十一）脊柱穴　定位：小指掌指关节尺侧赤白肉际。主治：腰背痛、尾骨痛、耳鸣、鼻塞。

（十二）止痒点　定位：手背第五掌骨与腕骨交界处。主治：荨麻疹、瘙痒症。

（十三）升压点　定位：手背腕横纹中点。主治：低血压，休克。

（十四）退热点　定位：手背中指桡侧指蹼处。主治：发热、目疾。

（十五）呃逆点　定位：手背中指第二指关节横纹中点。主治：呃逆。

（十六）腹泻点　定位：手背第三四掌指关节上 1 寸。主治：腹泻。

（十七）疟疾点　定位：第一掌骨与腕关节汇合处，大鱼际桡侧沿。主治：疟疾。

（十八）扁桃体点　定位：即鱼际穴。主治：扁桃体炎、喉炎。

（十九）急救点　定位：即中冲之。主治：昏迷。

（二十）腰腿点　定位：手背、腕横纹背 1.5 寸第二伸指肌腱桡侧，第四伸指肌腱尺侧。

第二节　临床配伍特点

手针疗法对扭挫伤、腹泻、扁桃体炎、急性咽喉炎、腰痛、落枕等有显著的疗效。

（一）落枕　取落枕穴，配头顶穴，边活动颈部或按摩患处。

（二）扁桃腺炎　急性咽喉炎，取扁桃点、咽峡点。

（三）头痛　取前头点、后头点，配前顶点、偏头点。可根据疼痛部位酌情选点施点。

（四）腰痛　取腰痛点其中一穴。针刺后边捻针边动腰部或按摩患处。

（五）哮喘　取咳喘点、哮喘点，配肺点穴。

（六）冠心病　取心点，配小肠点。

（七）胃痛　取胃肠痛点，配前头点。

（八）胆囊炎　胆石症，胆道蛔虫症，取肝点、三焦点。

（九）腹泻　取大肠点，配小肠点，腹泻点配胃肠痛点。

（十）扭挫伤　臀部取坐骨神经点，配腰腿点，膝部、踝趾部取前头点正踝点，腰背部取脊柱点，肩部取肩点。

（十一）多尿、遗尿　取肾点。

（十二）荨麻疹　取止痒点，配肺点。

（十三）休克　取升压点，配急救点。

第三节　取穴原则与注意事项

（一）各种疾病选有主治作用的穴位 1~3 对。

（二）主治作用相同的穴位可配合使用。

（三）也可将有主治作用的穴位与对症治疗的穴位配合使用。

（四）针具可选用 28>30 号 1~2 寸长毫针，消毒后直刺或斜刺，采用中等刺激，留针 3~5 分钟。

（五）手针疗法刺激较强，防止发生晕倒。

（六）针宜刺入肌腱与骨膜间，防止伤及骨膜。

第十章　足针疗法

足针疗法是以刺激足部的特定穴位治疗疾病的一种方法。十二经脉中，足三阴、足三阳经均与足有直接联系。而手三阴、手三阴经之间，则通过阳经与足发生联系。有人报道足与整体的关系好似一个胎儿平卧在足掌面，头部向着足跟，臀部朝着足趾，脏腑分布足跗间中部。针刺足穴可以达到调整人体全身功能治疗脏腑病变的作用。

第一节　选穴的原则及方法

（一）可选取具有主治作用的穴位1~3对。

（二）可选主治作用相同的穴位配合使用。

（三）将具有主治作用的穴位与对症治疗的穴位配合使用。

（四）取穴法。足跟：足跟后沿的中点与第二、三趾间连线折线10寸，此线定为正中线。足底：足底各趾间与足跟后沿连线与正中线平行，共间隔折为1寸。足背：足背以表面解剖定位。内外踝：内外踝顶点与足底内外沿垂直线各折为3寸。

第二节　足针疗法的定位与主治

（一）1号穴　定位：足底后沿中点上1寸处。主治：感冒、头痛、鼻炎、上颌窦炎。

（二）2号穴　定位：3号穴内部1寸处。主治：三叉神经痛。

（三）3号穴　定位：内踝与外踝连线足底之中点。主治：神经衰弱、癔病、失眠、低血压。

（四）4号穴　定位：3号穴外部1寸。主治：肋间神经痛、胸痛、胸闷。

（五）5号穴　定位：足底后沿直上4寸外旁1.5寸。主治：坐骨神经痛、胸痛。

（六）6号穴　定位：足底后沿中点直上5寸，内旁1寸。主治：痢疾、腹泻、十二指肠溃疡。

（七）7号穴　定位：足底后沿中点直上5寸。主治：哮喘、大腹发育不全。

（八）8号穴　定位：7号穴外旁1寸。主治：神经衰弱，癔病，癫痫。

（九）9号穴　定位：拇趾与第二趾间后4寸。主治：痢疾、腹泻。

（十）10号穴　定位：涌泉穴内旁开1寸。主治：肩痛、荨麻疹。

（十一）11号穴　定位：涌泉穴外旁开2寸。主治：胃肠炎，胃痉挛。

（十二）12号穴　定位：足底蹬趾与第二趾间后1寸。主治：牙痛。

第十一章　刺络疗法

刺络疗法又称放血疗法或刺血疗法。是以三棱针、小眉刀、皮肤针等刺破病人的浅表血管，放出少量血液达到治疗疾病的方法。《灵枢·九针十二原》记载："锋针者，刃三隅，以发痼疾。"锋针即指三棱针。

第一节　刺络疗法的取穴与主治

（一）十宣　解剖：指端指掌侧固有动静脉所形成的动静脉网，点刺出血。主治：发热、昏迷、中暑、昏厥，肢端麻木。

（二）十二井（手）　解剖：指甲后、指掌侧固有动静脉所形成的动静脉网，点刺出血。主治：发热、昏迷、咽痛、扁桃体炎。

（三）四缝　解剖：指掌侧固有动静脉所形成的动静脉网，点刺后挤出黄白色的液体。主治：疳积、消化不良、百日咳。

（四）鱼际　解剖：拇指头静脉回流支点刺或散刺出血。主治：发热、咽痛、扁桃体炎。

（五）八风　解剖：足背静脉网，点刺出血。主治：足背肿痛麻木、蛇咬伤。

（六）八邪　解剖：手背皮下静脉网，点刺出血。主治：手足肿痛麻木、蛇咬伤。

（七）委中　解剖：腘窝内侧为大隐静脉，外侧为小隐静脉，点刺出血。主治：中暑、急性呕泻、腓肠肌痉挛、腰扭伤。

（八）百会　解剖：左右颞之浅静脉及左右枕部静脉吻合网，点刺出血。主治：头痛、眩晕、昏迷、高血压、脑血管意外。

（九）耳尖（屏尖，耳背各点）　解剖：耳后动静脉，点刺出血。主治：发热、扁桃腺炎、目赤痛、高血压。

（十）金津玉液　解剖：舌下静脉，点刺出血。主治：中风，舌强语塞。

第二节　刺络疗法的适应证

此疗法具有通经活络，开窍泻热，调和气血，消肿止痛，镇静安神等功能。用于治疗各种实证、热证、瘀血和经络瘀滞、疼痛等，如常见的风寒、风湿感冒，湿病中暑，中风，风湿性关节炎，肩周炎，咳嗽，哮喘，精神病，头痛，失眠，昏迷，各种口腔、咽喉急症，血栓闭塞性脉管炎，跌打扭伤，坐骨神经痛，小儿急惊风，痛经等病。

第三节　常用针具及点刺方法

（一）常用针具　粗毫针、小针刀、皮肤针、滚制筒或注射针头、陶瓷碎片、缝衣针、刀片等。

（二）点刺方法　点刺法、散刺法、泻血法、挑刺法、丛刺法。

第四节　注意事项

（一）防止感染，加强无菌观念。

（二）点刺、散刺时，手法要宜浅、宜快、宜轻。泻血法，一般出血不宜过多，注意切勿刺伤深部大劲脉。

（三）对体弱、贫血、低血压、孕妇及产后等宜慎重使用此法，对有出血倾向及血管症的病人，不宜使用刺血疗法。

（四）每日或隔日治疗一次，1～3次为一疗程。每次出血量为数滴至3～5ml为宜。

防止晕针。

第十二章　皮内针疗法

皮内针疗法是以特别制作的小型针具固定于腧穴的皮内或皮下，进行较长时间埋藏的一种疗法。是古代针刺留针方法的发展。

第一节　针刺的部位与适应证

（一）针刺部位　选穴多采用背部、四肢穴位和耳穴。

（二）适应证　临床多用于治疗疼痛性和久治难愈的慢性疾病。如神经性头痛、偏头痛、胃痛、胆绞痛、肾绞痛、腕踝关节扭伤、痛经、三叉神经痛、牙痛、腰痛、痹症、神经衰弱、高血压、哮喘、咳嗽、月经不调、面肌痉挛、遗尿等。

第二节　针具与操作方法

（一）针具　麦粒型（颗粒型）：形似麦粒状，长约1cm，针柄呈麦粒或呈环形，针身与针柄成直线。图钉型（揿针型）：型似图钉状，针身长约0.2~0.3mm，针柄呈环形，针身与针柄呈垂直状。

（二）操作方法　麦粒针以镊子夹住针身，沿皮下横向刺入。针身可埋入0.8~1.3cm。然后用一条长方形胶布固定。图钉形用镊子或手指夹住针圈，选定穴位，稍捻转一下再揿入，然后用胶布固定。

第三节　注意事项

（一）每次取穴1~2个，一般单侧取穴，左右交替使用。

（二）关节附近不宜埋针，因活动时加重疼痛。胸腹部因呼吸活动不宜埋针。

（三）埋针期间针处不可着水，以防感染。

（四）针刺前应对针体详细检查，以免发生折针事故。

（五）对溃疡性皮肤病、面部炎症、肿块部位不宜留针。

（六）埋针的时间一般为 3 天，多至 5 天，热天埋针时间 1~2 天。留针期间每隔 4 小时左右用手按压埋针处 1~2 分钟，以加强刺激，增加疗法。

第十三章 皮肤针疗法

皮肤针又称"七星针"、"梅花针"（五支）、"罗汉针"（18 支）等，为丛针浅刺疗法。是我国古代"半刺"、"浮刺"、"毛刺"等针法的发展。是以多支短针速刺而不留针的一种针刺疗法。首载于《灵枢·留针篇》"半刺者，浅内易疾针，无针伤肉，如拔毛状。""毛刺者，刺浮痹皮肤也。"

第一节 叩刺部位与适应证

（一）叩刺部位

1. 循经叩刺法（是循着经络进行叩刺的一种方法）主要叩刺项背腰骶部的督脉和膀胱经。此外四肢肘膝以下经络，因原络、郄穴、五腧穴，多分布在肘膝以下，可用于治疗各相应脏腑经络的疾病。

2. 穴位叩刺法（是根据穴位主治作用进行叩刺的一种方法）主要叩刺各种特定穴（井、荥、腧、原、经、合、络、郄、八会穴，八脉交会穴，俞募穴）、华佗夹脊穴，阿是穴。

3. 局部叩刺法（在面部病变部位进行微刺或围刺的一种方法）主要叩刺扭伤后局部瘀肿疼痛、顽癣等。

（二）适应证 本疗法适用于头痛，脊背痛、胁痛、网球肘、斑秃、神经性皮炎、荨麻疹等证。尤其对头痛、脊背痛、胁痛、网球肘、荨麻疹等病更有效。

1. 头痛 先采用三条线直行叩刺法自印堂穴向大椎穴叩刺，自头维穴向风门穴叩刺，自太阳穴沿耳后向耳根的翳风穴作半环形叩刺，再采用一条线横行叩刺法，自前发际正中神经穴向两耳上方率谷穴横行叩刺。每条线叩刺 3 遍，每日 1 次，叩刺强度宜轻刺激为好。叩刺完毕，患者即感头部轻快，一般 2~3 次即能明显见效。

2. 脊背痛 按照病变部位，沿该部位分布的督脉与膀胱经进行纵行叩刺，每条叩刺 3 遍，每日或隔日 1 次。刺激强度视病情轻重与患者耐受程度而定。

3. 胁肋痛　沿病痛部位肋间进行叩刺，每肋间叩刺 3 遍，叩刺强度以患者耐受为宜，每日 1 次。

4. 荨麻疹，神经性皮炎　神经性皮炎在面部病变部位进行散刺或围刺。中等强度，以皮肤发红，轻度渗血为好。叩刺结束加拔火罐，留罐 10 分钟。荨麻疹在血海，三阴交、神道，采用中强度叩刺。

5. 网球肘　"以痛为腧"，在肱骨外上髁压痛点最明显处，用七星针局部叩刺，轻重适中，以微渗血为度，然后再加火罐，留罐 10 分钟，拔罐擦净瘀血，外敷丁桂散，贴盖胶布固定。再用艾条灸，使局部产生温热感。每月 1 次，5 次为一疗程。

第二节　针具及叩刺方法

（一）针具　皮肤针为特制的针具。针柄长 15~20cm，可用牛角、塑料、金属等材料制成。针头呈小锤形。附莲蓬状针盘，盘下散嵌着多支不锈钢针。根据针的数目分别称为梅花针（5 支）、七星针（7 支）、罗汉针（18 支）等。近代又创造了一种滚制筒是用金属制成的筒状皮肤针。

（二）叩刺方法　针具及叩刺部位均用酒精消毒后，以右手拇指、中指、无名指、小指握住针柄，食指伸直压住针柄，针头对准皮肤叩击，运用腕部的弹力，使针尖皮肤后立即弹出。根据病情需要按一定路线叩击，亦可在一定范围内环形叩击，或在一个点上进行重点叩击。刺激强度根据部位，病人体质强弱和病情分为轻中重三种进行治疗。

此外滚刺的操作方法，将滚刺筒用酒精消毒后，手持筒柄，将针筒在皮肤上来回滚动，使刺激的范围成为一个狭长的面或扩展成一片广泛的区域。

第十四章　温针疗法

温针疗法即为针与灸的结合，是针刺后在针柄上安置艾炷，借助于点燃后的热力通过针身传至体内达到治疗疾病的一种方法。早在《备急千金方》中记载"若针而不灸，灸而不针，皆非良医也。"这就充分阐明了温针疗法的作用。

第一节　温针疗法的临床应用

本疗法适用于即需要留针又需要施灸的疾病。如肩周炎、网球肘、腱鞘炎、子宫下垂、胃下垂、慢性腹泻、腰肌劳损、膝关节炎等症。

（一）肩周炎　取穴：肩髃、肩髎、肩贞、针后用艾灸。施法：更换艾炷前后三壮，隔天1次，10次为一疗程。

（二）网球肘，腱鞘炎　取穴：取肘、腕不同部位的阿是穴，中间一针，旁侧各1针，以45°方向，针尖朝中间直刺。然后针柄上各装橄榄状大小的艾炷。施法：前后三壮，每日1次，10次为一疗程。

（三）子宫下垂、胃下垂　取穴：关元足三里、百会，用2寸和1.5寸毫针分别刺入关元和足三里、百会穴，在三针上施以艾灸。施法：前后三壮，隔日一次，15次为一疗程。

（四）慢性腹泻　取穴：天枢，足三里、上巨虚等穴。施法：同前。

（五）腰肌劳损　取穴：肾俞、气海俞、委中穴。施法：同上，隔日一次，10次为一疗程。

（六）膝关节炎　取穴：犊鼻、鹤顶、阳陵泉、内膝、眼穴。施法：同上。

第二节　温针的操作与机理

（一）操作方法　针刺得气后，将毫针（银质的最佳），留在适当的深度，将艾绒捏在针柄上点燃，直到艾绒燃尽为止，或在针柄上套置一段约 1~2cm 长的艾条施灸，直至燃尽。一般每次可烧 1~3 壮。

（二）作用机理　主要借艾灸燃烧时产生的热力，借助针身传递而作用于腧穴或患处，达到温散寒邪，疏通经络，活血逐痹等作用。

第十五章　火针疗法

火针疗法是将针尖烧红以后迅速刺入一定穴位，达到治疗疾病的一种方法。早在《灵枢·留针》中记载"焠刺表，刺燔针则取痹也"，唐代王冰注"焠针，火针也，"近代以来，本疗法的治疗范围有不少发展，不仅对虚寒性痈肿等有较好疗效，而且可用于治疗某些疑难病和皮肤病。

第一节　火针疗法的临床应用

火针疗法在临床上用于治疗痹证、胃脘病、胃下垂、腹泻、瘰疬、风疹、阳痿、妇科病、小儿疳积及扁平疣、痣等病证。

（一）胃脘痛　取穴：中脘、足三里。施法：用细火针点刺。

（二）胃下垂　取穴：中脘、梁门、足三里。施法：用细火针点刺。

（三）泄泻　取穴：天枢、阴陵泉、上巨虚。施法：用细火针点刺。

（四）脱肛　取穴：百会、长强、大肠俞、承山。施法：用细火针点刺，百会穴需速入疾出，轻浅点刺。

（五）阳痿　取穴：肾俞、命门、关元八髎、三阴交穴。施法：细火针点刺，每次选2~3穴。

（六）痛经　取穴：关元、中极、血海、三阴交穴。施法：火针点刺。

（七）风疹　取穴：曲池、血海。施法：细火针点刺。

（八）痹证　取穴：肩部（肩髃、肩髎、曲池），肘臂（曲池、合谷、尺泽），腕部（阳池、阳溪、外关），脊背（腰阳关、髋部）环跳、（居髎、悬钟），股部（秩边、承扶、阴陵泉），膝部（犊鼻、梁丘、阳陵泉、膝阳关），踝部（申脉、照海、昆仑、丘墟）。施法：用细火针深而速刺。

（九）色素痣、扁平疣　取穴：阿是穴。施法：用轻浅点刺，速入疾出。

（十）老人斑、白癜风　取穴：阿是穴在施术部位表面轻而稍慢地烙熨。

（十一）顽癣　取毫针在酒神灯上烧红，可在病灶周围进行火针点刺，象皮腿使用烧红细针刺烙，有助消肿。

（十二）结核性淋巴结炎　取最细的注射针，置于酒精灯上烧红，对未溃者自核正中刺入核心，每次 1 针。3～5 日 1 次。

第二节　火针的针具及针刺方法

（一）针具　一般采用较粗的不锈钢针，如圆利针或 24 号粗 2 寸长不锈钢针。也可使用特殊的弹簧或火针、三头火针以及用钨合金制的火针等。三头火针常用于对体表痣疣的治疗。

（二）针刺方法：

1. 浅易点刺法　速入疾出轻浅点刺。主要用于治疗各种色素痣、寻常疣、小血管瘤等。

2. 深而速刺法　针刺较深，速进疾出。用于治疗风湿、类风湿、退行性和创伤性关节炎及胃肠炎等。对瘰疬、腱鞘炎等病要刺至核的中心为度。对鸡眼要刺至坚硬组织的根部。

3. 慢而烙熨法　在施术部位的表面施以稍慢的烙熨。用于治疗直径大于 5mm 的色素痣，各类疣赘，老人斑及小片形的白癜风。

第三节　注意事项

（一）用火针刺后，可能遗留较小疤痕，因此除治疗面部痣和扁平疣不用火针。

（二）在血管和主要神经分布部位不宜施用火针。

（三）针刺后。面部呈现红晕或红肿未完全消失时，暂停洗浴，以防感染。

（四）发热病证不宜用火针治疗。

（五）针后面部发痒，不能用手搔抓，以防感染。

（六）针孔处理。针刺 0.1~0.3 寸可不作特殊处理。针刺 0.4~0.5 寸，针后可用消毒纱布敷贴防止感染。

第十六章　芒针疗法

芒针是由古代九针之一的长针发展而来。芒针是一种由极细而富有弹性的不锈钢丝特制而成。因形状细长如麦芒，用此称之。

第一节　芒针的临床应用

芒针疗法临床主要用于治疗神经、运动、消化、泌尿生殖系统疾病。

（一）脑血管意外

1. 主穴　印堂、天突、合谷、太冲、间使、丰隆。

2. 配穴　偏瘫配大椎透至阳，神道透腰阳关，腰俞透腰阳关。上肢配肩髃透曲池。下肢配髀关透梁丘。舌蹇配通里透小海，廉泉透金津，玉液。面瘫配地仓透颊车，丝竹空透曲鬓，迎香透印堂。

3. 方法　从印堂进针向上透至上星，从天突沿皮下胸骨柄上沿，斜刺进针 3~5 寸，合谷透劳宫，太冲透涌泉，间使透曲池，丰隆透筑宾。每日 1 次，10 次为一疗程。

（二）冠心病

1. 主穴　膻中透巨阙。

2. 方法　令患者端坐或仰卧，左手拇指按于膻中穴的下方，右手持 3~4 寸针抵于穴上，微斜刺入膻中穴，得气后沿皮透刺，经中庭、鸠尾穴，刺至巨阙。

（三）前列腺肥大

1. 主穴　百会，气海透关元，秩边透归来。

2. 方法　先针百会，施行捻转法，气海用 4 寸针直透关元，施捻转补法，秩边针后轻捻缓进，透至归来，使针感放散至会阴及尿道，施捻转泻法。每日 1 次，不留针。

（四）颈淋巴结核

1. 主穴　天井透臂臑。

2. 方法　针天井得气后，针锋直进臂臑穴。用泻法，使针感上行肩端。每日 1 次，左右轮用。

（五）胃下垂

1. 主穴　气海透梁门，中脘透大横。

2. 方法　先针气海施用补法，令感应缓缓上行至脐上，再针中脘，平补平泻，令针感下行。隔日 1 次，10 次为一疗程。

（六）鼻炎

1. 主穴　风池，迎香透晴明，合谷透鱼际。

2. 方法　针风池令感应放散至前额，迎香透下晴明，令鼻中有通气感，合谷透鱼际，用捻转泻法，留针 30 分钟，隔日 1 次，见效为止。

第二节　针具与针刺特点

（一）针具

芒针多为不锈钢丝制成，质量与毫针相仿。针尖不宜过于锋利，其粗细有 28~32 号等数种。针身长度有 5 寸、7 寸、1 尺、1.5、尺 2 尺等。针柄较毫针略长。

（二）针法特点

1. 选穴少而精　如哮喘取天突一穴，运用特定技巧和手法，即达止咳平喘，宣肺通气之功效。

2. 透穴针法　从某一穴位进针以后，根据治疗需要，采用"点刺深透"、"斜刺平透"、"横刺沿皮透"等手法，可以从一个穴位向另一个穴位或几个穴位透刺，也可进针后向几个方向分别透刺。如上透下脘，透刺气海透中极，太阳透下关，膻中向鸠尾或向两侧乳根分别透刺等。

（三）针刺手法

1. 进针　右手执针，使针尖抵触穴位，左手夹持针身，利用右手的指力和腕力，左右手同时用力，压捻结合，迅速刺入表皮，然后达到需要的位置。一般捻转幅度宜小，刺激强度宜轻。

2. 出针　将针缓缓退向皮肤表面，再轻轻抽出，避免出血和疼痛。如有出血应以干棉球压迫出血处。

3. 捻转　轻捻缓进，左右交替。以拇指对食、中指的前后，捻转为主，切忌向同一方向捻转。

4. 辅助手法　用左手食指轻轻向下循按针身，如雀啄之状。同时，略放射状变换针刺方向，以扩大感应。

第三节　注意事项

（一）消除病人的恐惧心理，取得病人的积极配合。

（二）由于芒针刺得深，防止刺伤内脏或大血管等，以防发生医疗事故。

（三）防止发生弯针，滞针，折针。因芒针细而长。病人移动体位应特别注意。

（四）取穴少而精，手法宜轻而柔。切忌快速提插。遇到阻力即须退针或改变方向再进。

（五）芒针治疗禁忌。

①心、肺、肝、脾等处禁针。②囟门、眼球、鼓膜、喉头、气管、胸膜、睾丸、乳头等处禁针。③胸背部不宜直刺。④项后诸穴（风府，风池切忌向上斜刺，以免伤及延髓）宜慎。⑤孕妇一般不宜芒针治疗。

第十七章 巨针针法

巨针疗法是采用不锈钢针特制的既粗又长的针，用以治疗疾病的方法。巨针由古代"九针"中的大针和长针延变而来。早在《灵枢·热病》篇中记载"偏枯，身偏不用而痛，言不变，志不乱，病在分腠之间，巨针取之"。多用巨针治疗瘫痪，痹症。

第一节 巨针的临床应用

（一）肩周炎 取穴：肩髃透臂臑。

方法：取 3 寸长巨针在肩髃穴进针，向臂臑方向透刺，捻转得气后缓慢出针。

（二）坐骨神经痛 取穴：环跳、次髎。方法：取 5 寸长的巨针，自环跳穴进针，向承扶穴透刺。以三寸长巨针，向次髎进针垂直向下刺。

（三）膝关节痛。取穴：鹤顶、梁丘穴。方法：取 5 寸长巨针，向鹤顶穴进针向上透刺至伏兔穴，自梁丘进针透刺风市穴。

（四）髋关节痛 取穴：居髎、髀关穴。方法：取 5 寸长的巨针，由居髎向环跳透刺，由髀关向伏兔透刺。

（五）半身不遂 取穴：肩髃、曲池、阳陵泉、环跳穴。方法：取 3 寸长长巨针，自肩髃向臂臑透刺，自曲池穴向下廉透刺，由阳陵泉向绝骨透刺，由环跳向承扶穴透刺。

（六）瘫痪 取穴：由大椎透至病损脊柱，如针无法到位，可分段接力透刺 2~3 分针。上肢肩臂外展肌瘫痪，取肩髃透三角肌；腕下垂，曲池透偏历。指屈曲取合谷透劳宫。下肢髋屈肌瘫痪，取血海透髀关。大腿外展肌瘫痪，阳关透风市。膝伸肌瘫痪，鹤顶透伏兔。膝屈肌瘫痪，委中透殷门。下垂足足三里透下巨虚。伸趾足，委中透承山。足内翻，取阳陵泉透绝骨。足外翻，飞扬透交信。

第二节　针具与针刺特点

（一）针具　为特制的直径为 0.5～1mm 的不锈钢针，有 3 寸、5 寸、8 寸、1 尺等各种规格。

（二）针刺特点　进针：常规消毒后，术者双手持针，左手拇指食指持住针身下端，距针尖 0.5～1 寸，右手持针柄，右手持于针身中段，两手相距针长的 1/2 处，对准穴位，快速刺入透过皮肤。病人惧痛，可用 0.25% 奴夫卡因在穴位皮下注一小皮丘，以减轻进针疼痛。出针：缓慢退出、用干棉球压迫针孔。疗程：每天或隔天 1 次，10～15 次为一疗程。

第三节　注意事项

（一）体位易舒适，刺背时最好取坐位，腰背宜挺直，头略低，其余部位视需要取俯卧或仰卧位。

（二）做好病人的思想工作，消除病人的恐惧心理。

（三）进针宜在皮下透刺，不宜过深，以免损伤脏器。

（四）孕妇及有严重出血倾向的病人不宜使用。

（五）由于此疗法取穴少，透穴多，刺激量大，对顽固性疼痛，疑难病症及癌症病人有较好的疗效。

第十八章　腕踝针疗法

腕踝针疗法是指在腕部或踝部针刺特定的刺激点，以治疗全身相应体表与脏腑疾病的一种针刺疗法。它是在经络学说和神经学说的启发下，摸索出来的新疗法，盛行于 20 世纪 70 年代。

第一节　腕踝刺激点的分布及临床应用

（一）腕踝刺激点的分布

腕踝针仅几个刺激点，它是人体体表脏器纵行几个区域的投射点。上肢 6 个点位于腕横纹上 2 寸处一圈，从前臂内侧的尺侧起依次由内向外，相当于手少阴心经、手厥阴心包经、手太阳肺经的位置上称为上$_1$、上$_2$、上$_3$。前臂外侧的桡侧依次由前向后，相当于手阳明大肠经、手少阳三焦经、手太阴小肠经的位置上，称为上$_4$、上$_5$、上$_6$。下肢 6 个点位于内外踝尖最高点上 3 寸处一圈，从跟腱内侧起依次转向外侧跟腱，相当于足少阴肾经、足太阴脾经、足厥阴肝经、足阳明胃经、足少阳胆经、足太阳膀胱经的位置上、分别称为下$_1$、下$_2$、下$_3$、下$_4$、下$_5$、下$_6$。

（二）临床应用

1. 急性扭挫伤　①腰扭伤（下$_6$）。②胸部挫伤（上$_3$、下$_3$）。③外踝部扭伤（下$_6$）。④颈部扭伤（上$_6$）。

2. 各种痛症　①胃痛（上$_1$、上$_2$）②胸痛（上$_1$）。③腹痛（下$_1$、下$_2$）。④痛经（下$_1$）。⑤坐骨神经痛（下$_6$）。

第二节　腕踝针的定位与主治

（一）分区定位

1 区：前正中线两侧的区域。包括额部，眼、鼻、舌、咽喉，气管，食管、心脏、腹部，会阴部。

2区：躯干前面的两旁（1区的两侧）。包括颏部、颊部，颌下部、乳部、肺、侧腹部。

3区：躯体前面的外沿（2区的外沿），范围狭窄。包括沿耳郭前沿的头面部，胸腹部，腋前线。

4区：躯体前后面交界处，包括头顶，耳以及腋中线。

5区：躯体后面的两旁（与2区相对），包括头颈后外侧，肩胛区，躯干两旁，下肢外侧。

6区：躯体后正中线两侧的区域（与1区相对），包括后头部，枕顶部，脊柱部，骶尾部，肛门等。

（二）主治病证

上$_1$：前额痛，眼睑肌痉挛，麦粒肿，结膜炎，流泪，眼球，胀痛，视力模糊，视力减退，鼻塞，流涕，嗅觉丧失，三叉神经痛，前牙痛，舌苔厚，流涎，咽炎，气管炎，恶心呕吐，烦渴，心绞痛，心动过速。

上$_2$：颞前部痛，腮腺炎，后牙痛，颌下淋巴结炎，带状疱疹，胸痛，胸闷，回乳，哮喘，手掌痛，指端麻木等。

上$_3$：颞浅动脉痛，胸痛（腋前线部）。高血压。

上$_4$：头顶部痛，耳痛，耳鸣，耳聋，下颌关节功能紊乱，肩周炎（三角肌前沿处痛），胸痛（腋中线部位），拇指关节扭伤等。

上$_5$：颞后部痛，落枕，肩痛，肩周炎（三角肌中点痛），上肢感觉障碍，上肢运动障碍（瘫痪、肢颤、指颤、舞蹈证），肘关节痛，腕关节扭伤，指关节痛，冻疮（手背部）等。

上$_6$：后头部痛，颈胸椎与椎旁痛，肩周炎（三角肌后沿处痛）等。

下$_1$：上腹部胀痛，胆道蛔虫证，脐周痛，急性肠炎，遗尿，尿潴留，痛经，白带多，阴部瘙痒证，月经量过多，腓肠肌（内侧）痛，脚跟痛。

下$_2$：肝区痛，胆囊痛，侧腹痛，腹股沟淋巴腺痛，膝关节内侧痛等。

下₃：膝盖（内沿）痛等。

下₄：股外侧皮神经炎，膝关节痛，下肢感觉障碍，下肢运动障碍（瘫痪，肢颤，舞蹈症），脚背病，趾间湿疹等。

下₅：髋关节痛，腿外侧痛，踝关节扭伤等。

下₆：腰椎棘突与椎旁痛，腰扭伤，骶髂关节痛，坐骨神经痛，腓肠肌（外侧痛），脚前掌痛等。

第三节　针具与操作方法

（一）针具

采用 30 号或 32 号长 1.5 寸毫针即可。

（二）操作方法

1. 选穴原则　横膈以上的病症选腕部刺激点，横膈以下的病症选踝部刺激点。前正中线上的病证，选侧上₁或下₁。后正中线上的病证，选两侧上₆或下₆。

2. 刺激方法　局部常规消毒，术者以左手固定进针点上部，右手拇、食、中指夹持针柄，针与皮肤呈 30°快速进入皮下，针体贴于皮肤表面，针体沿皮下刺入一定深度，以针下有黏软感为宜。若患者有酸，胀，麻，沉感觉，说明针体进针过深，已深入筋膜下层，应将针抽至皮下浅表层。针刺深度为1.5 寸。

3. 针刺特点　病变在上肢一般针刺方向朝上。如病变在四肢末端，则针刺方向朝下。针刺沿皮下进入一定深度后留针20~30 分钟，不需捻转提插。一般隔日一次，10 次为一疗程。急症可每日 1 次。

第十九章　电针疗法

电针疗法是在针灸基础上发展而来，即在针刺穴位得到感应后，然后在针上通上电流，利用电刺激代替手法的机械刺激的方法。其特点节省人力，长时间的持续运针，客观地控制刺激量。

第一节　治疗部位与适应范围

（一）治疗部位

电针疗法的处方配穴与针刺疗法相同。电针一般选用其中的主穴，两个穴位。

（二）适应范围

凡适应于针刺治疗的疾病，一般都适应电针疗法。尤其对某些神经痛或麻痹等疗效更为明显。常用于脑血管意外后遗症，外伤性截瘫，多发性神经根炎，三叉神经痛，面神经麻痹与痉挛，小儿麻痹后遗症，呃逆，高血压，癔病，精神分裂症，共济失调以及肩周炎，腰腿痛、脉管炎，阳痿，慢性盆腔炎，头痛，慢性气管炎，哮喘，胃十二指肠溃疡，肝炎，肾绞痛，淋症，子宫脱垂，视神经萎缩等。

第二节　器械与操作方法

（一）器械

包括毫针和电针机两部分。电针机的种类很多，可因电源不同而分为直流电针机和交流电针机，构造和性能不同分为低频震荡电针机、高频震荡电针机、感应断续脉冲电针机、蜂鸣式电针机、电子管电针机、半导体电针机等。

（二）影响电针刺激效果的因素

①刺激部位。四肢肘，膝关节以下及颜面部位，对电刺激比身体其他部位较为敏感。刺激神经干上穴位时，针感较强，

电流强度不得超过 20mA 以免造成神经损伤。由于交感神经与内脏痛有密切关系，阴极通电刺激背俞穴作用于交感神经，可产生明显的抑制内脏痛效应。②刺激参数。低频脉冲电流通过毫针刺腧穴，能调整人体功能，止痛镇静，促进气血运行，调节肌张力等。临床根据病情选用密波频率（50～100 次/秒）用于治疗缓解肌肉和血管痉挛，止痛镇静，麻醉等。

第三节　注意事项

（一）防止晕针、弯针、折针。

（二）电针最大输出电压在 40V 以上者，最大输出电流应控制在 1mA 以内，以防发生触电现象。

（三）心脏病患者、孕妇慎用电针。

（四）调节电流量时，应逐渐由小到大，切勿突然增强，引起肌肉强烈收缩，造成弯针，断针、晕针等。

（五）左右对称的穴位上使用电针时，一侧出现感觉强时，可以将左右输出线对换。

第二十章 水针疗法

水针疗法又称穴位注射疗法，是选用药物注入有关穴位以治疗疾病的一种方法。我国古代刺法中并无此法，是将肌肉注射结合经络经穴特点的一种现代针灸方法。

第一节 常用药物与临床应用

（一）常用药物

1. 中草药制剂 复方当归注射液，丹参注射液，徐长卿注射液，复方柴胡注射液，板蓝根注射液，银黄注射液等。

2. 维生素类制剂 维生素 B_1 注射液，维生素 B_6 注射液，维生素 B_{12} 注射液，维丁胶性钙注射液等。

3. 其他常用药物 3%~10%葡萄糖注射液，25%葡萄糖注射液，生理盐水注射液，0.5%、1%、2%盐酸普鲁卡因注射液，三磷酸腺苷，辅酶 A，硫酸阿托品注射液，利福平注射液，2.5%氯丙嗪注射液。

（二）临床应用

1. 坐骨神经痛 阿是穴。10%葡萄糖注射液 16ml 加威灵仙注射液 4ml。隔日 1 次，10 次为一疗程。

2. 肋间神经病 支沟、阳陵泉。维生素 B_{12} 2ml。隔日 1 次，10 次为一疗程。

3. 脑瘫后遗症 头部运动区、感觉区。乙酰谷酰氨 4ml。隔日 1 次，10 次的一疗程。

4. 呃逆 足三里。利他灵或"654-2"2ml 分注两侧穴，一次未愈者，可续注 2~3 次。

5. 胃下垂 中脘、足三里。三磷酸腺苷 0.8ml。每周 2 次，20 次为一疗程。

6. 遗精、阳痿、不射精 次髎、中极、关元。维生素 B_1 注射液 50mg 或丙酸睾丸素 50mg。2~3 天 1 次，4 次为一疗程。

7. 哮喘　哮喘。生地附子注射液各 1ml。隔日 1 次，生地或附子注射液，轮流使用，10 次为一疗程。

8. 急慢性气管炎　肺俞、列缺、丰隆。盐酸普鲁卡因、维生素 B_{12} 胎盘组织液 2~3ml。用上述药物中的一种或数种 2~3ml，注入穴位，隔日 1 次，10 次为一疗程。

第二节　用具与操作方法

（一）用具

常规注射器 1ml、2ml、3ml、5ml、10ml。4~6 号普通注射针头。

（二）操作特点

皮肤常规消毒，采用无痛快速进针法，将针刺入皮下组织，然后慢慢推进，或上下提插，出现酸胀感应后，回抽一下，如无回血，可将药物注入。

第三节　注意事项

（一）严格无菌操作，防止感染。

（二）注意药物的配伍禁忌剂量、副作用及过敏反应等。

（三）一般药物不能注入关节腔，髓腔和血管内，以防引起关节红肿热痛不良反应。

（四）胸腹部注射不宜过深，以防伤及内脏，且避开主要神经干。

（五）年老体弱者注射部位不宜过多，防止晕针。

（六）孕妇下腹部腰骶部穴，合谷、三阴交等一般不宜采用，以免引起流产。

第二十一章　平衡针疗法

整体平衡一针疗法主要是对疾病采用整体的角度、宏观的角度、全面的角度，在健侧探索最敏感，疗效最好的特定穴位实施破坏性针刺疗法。

整体平衡一针疗法的理论源于祖国的阴阳整体学说、巨刺针法学说、生物全身学说、神经交叉支配学说等。人体是一个宇宙秩序与调和特性的个体，是一个小的"宇宙"，以韵律感的方式保持着人体整体平衡。本疗法具有明确的内容，完整的体系和独特的理论。现从以下四个方面做简要阐述。

第一节　阴阳整体平衡学说

人体自身是由多个系统所组成的有机整体，维持着正常的阴阳动态平衡。祖国医学早在《内经》中就有"脏腑相关"、"形神合一"、"人身小天地"等论述，这就构成了人体自身的整体观。作为一个有机的整体，当各种原因导致人体阴阳失去平衡，而形成的病理过程，必然"有诸内必形诸外"的整体反映原理。人体各个局部的病变实际上是整体病变的局部表现，因为人的体表与体内，脏与腑都有着必然的内在联系。根据体表的多种变化和反映，可以探索和掌握体内的病理变化，然后进行相应的平衡针刺疗法。具体地讲，整体平衡一针疗法就是将病理过程的形成和消失归结为整体平衡失调到重新恢复平衡的功能动态变化。一般正常情况下，人体的各个系统本身的阴阳是处于相对动态平衡之中，一旦这种动态平衡发生紊乱或受到破坏，就会引起人体相对平衡发生紊乱或破坏而产生疾病。也就是在整体论的原则指导下对各种病理变化从整体来认识，从整体来辨证，从整体效应来治疗，不能单纯地强调一个局部的动态变化。

第二节　巨刺针法平衡学说

巨刺针法源于古代九刺针法之一，它的特点为左病治右，右病治左的取穴方法，为整体平衡一针疗效奠定了基础。早在《内经》中就有关于"巨刺者，左取右，右取左"的记载。人体是一个整体，通过个体的经络系统达到经脉相联，阴阳贯通，维持人体的动态平衡。一旦"气之盛衰，左右倾移，以上调下，以左调右"（《素问·阴阳应象大论》）。一般巨刺针法多用于疼痛及活动障碍的患者，取穴为上下左右相对应的健侧部位、经络，使阴阳复归于平衡状态。九刺中的远道刺法是一个远生理性联系，十二经脉、奇经八脉等纵横交错，网布全身各个部位。通过针刺，达到通调经脉，调其气血，营其逆顺之全。

第三节　生物全息平衡学说

生物全息医学是山东大学张颖清教授20世纪80年代创立的生物学新学科。全息针刺平衡疗法又是生物全息医学中一项行之有效的新方法。它揭示了一个与经络相对等的一种穴位分布的普遍规律——即穴位分布的全息律。因为生物体每一个相对独立的部分在化学组成的模式上与整体相同，是整体成比例的缩小。任何部分是人体的全息单位。在人体穴位分布的全息律与经络有着同等重要的地位，相互交叉支配着穴位的分布。不管是最长的股骨，还是最短的指骨，都恰似人体的缩影。整体动态医学认为人体具有自身的调节与控制系统，能接受内外环境的各种信息，在结构上相互联系，功能上相互协调，病理上相互影响，治疗上相互效应。这就构成了全息针刺反馈控制技术，利用一个系统的治疗达到调整其他系统，从局部状况探索整体信息，从整体角度调整局部病变，也就是探索有效的穴位，通过治疗产生全身的技术效应。

第四节　神经交叉平衡学说

　　神经系统是人体的重要组成部分，是调节机体适应内外环境的最高组织结构，神经系统在功能和形态上是完全不可分割的整体，神经系统主要包括了周围神经和中枢神经，对人体的各个器官、系统功能的整合起着重要的支配作用。人体在生命活动中，通过感受器不断地感受机体内外环境的各种刺激，然后通过周围神经、脊髓、脑干、间脑质、大脑皮质的神经通路，由大脑皮质经脑干、脊髓、周围神经至效应器的运动传导。因为大脑皮质内囊、脑干都在锥体交叉以上，故都具有交叉支配功能。大脑皮质对于躯体运动的管理是通过锥体外系两条路线实现的，两者在机能上相互协调，相互依赖，共同完成人体各项复杂的随意运动——一侧大脑半球接受对侧肢体的感觉冲动和管理对侧肢体的运动。整体平衡一针疗法主要取决于神经交叉支配原理和神经反馈信息原理，达到机体的自身调整，完善，修复的功能。现在针刺研究，针刺可以引起大脑释放内啡肽等物质，对各种疼痛产生理想的镇痛效应。

第二十二章　蜂针疗法

蜂针疗法是指运用蜜蜂螫刺（或毒液制剂）来治疗疾病的方法。此疗法具有强壮、镇静、平喘、祛风、除湿等功效。不但适应于实证，亦可适应于虚证，对疼痛性疾病疗效尤佳。

第一节　操作方法

（一）局部或穴位螫刺法　用镊子将蜜蜂胸腹部夹住，然后将蜂尾螫针放于患处或需要治疗的穴位上，使之螫刺，约1分钟，致毒囊内毒汁排出后然后将蜂子用力拔下溺入水中。然后将螫针拔出。此时患处起一指甲大小肿包，渐显红肿，有发热、舒适等感觉。一般24小时后作用消失。

（二）蜂毒注射法　用蜂毒注射液（一般每毫升为10个蜂单位，标准以干蜂毒1mg为1蜂单位），皮内注射。先以1蜂单位（约0.1ml量），如无反应，可隔日递增1蜂单位，直至增至10个蜂单位。隔日一次，至总量达200蜂单位为止，全程约需3个月。

第二节　适应病症

（一）风湿性关节炎　每次用1-5个蜜蜂进行疼痛部位或周围穴位螫刺，每日或每周2次。

（二）坐骨神经痛　治法同上。

（三）支气管哮喘　取大椎、天突、膻中、列缺。中府穴，行穴位螫刺，每次2~3个穴位。

（四）过敏性鼻炎　取迎香、印堂、合谷进行穴位螫刺。

第三节　注意事项

（一）在被蜂螫后的15分钟内应安静休息，治疗前不宜吃的过饱，乱走动，治疗期间不能喝含酒精的饮料，治疗前5

天及治疗期间不宜服用任何药物。

（二）孕妇、小孩、老人及蜂毒敏感者慎用。

（三）患有结核病、糖尿病、先天性心脏病、动脉粥样硬化、血液病、癌症，有出血倾向者，肾、肝、胰腺疾病以及心脏病精神病者均禁用本疗法。